—— 卡莱－热尔曼 ——

呼吸运动全书

全面提升呼吸的解剖学认知与运动实践能力

—— ［法］布朗蒂娜·卡莱－热尔曼◎著　刘　菁◎译 ——

RESPIRATION
ANATOMIE-GESTE RESPIRATOIRE

U0239749

北京科学技术出版社

重要提示：

本书不可替代医疗咨询。如果您想获得专业医学建议，请向有资质的医生咨询。因本书相关内容造成的直接或间接不良影响，出版社和作者概不负责。

著作权合同登记号　图字：01-2018-1781

图书在版编目（CIP）数据

呼吸运动全书 /（法）布朗蒂娜·卡莱 - 热尔曼著；刘菁译 . — 北京：北京科学技术出版社，2021.6（2024.5重印）
　　ISBN 978-7-5714-1275-3

　　Ⅰ . ①呼… Ⅱ . ①布… ②刘… Ⅲ . ①呼吸系统—人体解剖 Ⅳ . ① R322.3

中国版本图书馆 CIP 数据核字（2020）第 266025 号

策划编辑：孔　倩	电　　话：0086-10-66135495（总编室）
责任编辑：田　恬	0086-10-66113227（发行部）
责任校对：贾　荣	网　　址：www.bkydw.cn
图文制作：赵玉敬	印　　刷：保定市中画美凯印刷有限公司
责任印制：李　茗	开　　本：710mm×1000mm　1/16
出 版 人：曾庆宇	字　　数：175 千字
出版发行：北京科学技术出版社	印　　张：13.25
社　　址：北京西直门南大街 16 号	版　　次：2021 年 6 月第 1 版
邮政编码：100035	印　　次：2024 年 5 月第 5 次印刷
ISBN 978-7-5714-1275-3	

定价：98.00 元

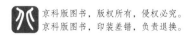

中文版序

呼吸到底意味着什么？我经常用五个字来诠释呼吸之美，即"怒放的生命"。人在诞生的那一刻，便会以大声啼哭来告诉周围的人，他已来到这个世界。为什么是哭而不是笑？因为那时的他，要用尽全力将肺部扩张开。那是每个人一生中第一次，或许也是最后一次，用难以想象的力量去适应从未接触过的运动——呼吸运动。

因为要生存，所以他必须适应全新的环境。我经常用人类初始的呼吸状态来鼓励年轻人，希望他们勇于面对未知的世界，敢于挑战未知的困难。日常生活中，呼吸像亲人般如影随形，给我们以帮助、鼓励、安慰和难以诉说的爱。上台演讲前，深深的呼吸，可以给你加油鼓劲；遇到危险时，呼吸会变得浅快甚至暂停，以护你周全；受到委屈时，抽泣的呼吸陪伴在你左右；爱情降临时，呼吸会变得深而慢，使你深深地沉浸在幸福之中；吃饭、开心、聊天时，它从来不打扰你，你甚至都察觉不到呼吸运动的存在。

呼吸是人类与生俱来的能力，后天的生存又赋予了呼吸运动种种功能。远古的猎人，如果没有进行呼吸训练，是很难捕获猎物的。但随着社会的发展，没有了捕猎，没有了那么多惊心动魄、生死存亡的场面，人类的呼吸运动功能在慢慢退化。

然而，呼吸是生命支持系统，正确的呼吸运动具有重大意义。非常庆幸自己能在第一时间阅读到卡莱－热尔曼的这本关于呼吸运动的著作。截至目前，还没有任何一本书能够如此全面、简洁、重点突出地解析呼吸运动以及进行实践指导。通过对本书内容的学习，我相信，无论是从临床肌动学的角度还是功能康复的角度关注呼吸运动的人士，均会有前所未有的收获。那些希望保持身体年轻态的读者，充分实践书中的方法，也一定会获得意想不到的身体感受。

李哲

广东医科大学功能康复及护理培训中心负责人

法文版序

布朗蒂娜·卡莱－热尔曼的《运动解剖书》西班牙语版首次出版至今已经超过 10 年了。其间，这本书不断再版，她的其他著作也陆续问世，这些书为很多对运动感兴趣或者进行相关理论研究或实践的人提供了坚实的知识基础。

卡莱－热尔曼这本关于呼吸运动的著作，主要内容是介绍胸腔、呼吸道、参与呼吸的内脏以及肌肉，尤其关注膈肌与呼吸量的生理学研究。本书从解剖学视角、参与运动的内外力视角来分析呼吸运动，同时介绍了主要的呼吸运动类型及其各阶段表现，读者还可以从中了解呼吸动作的近 30 种变体。

为了更好地阐述这些知识，卡莱－热尔曼亲自绘制了大量的插图，这也体现了她对于各种复杂运动感觉出众的讲解能力，就像我们在她的课程中感受到的那样，这些课程包括为运动疗法医生开办的课程以及她在巴伦西亚大学教授的课程。

这本书具有极强的实用性，可用于指导实践。对于每一位关注呼吸运动学的人士来说，这本书都应是他们书架上的常备书。

曼纽尔·A. 瓦尔斯－巴贝拉
莱夫大学医疗中心原部门主任
西班牙巴伦西亚大学理疗系终身教授

引　言

我从担任舞蹈教师时起，就开始观察和研究呼吸运动，并注意保持呼吸与肢体运动的协调。在我工作的那所学校[①]，呼吸练习在教学和实践活动中占据着非常重要的地位，它无论是对于运动生理学还是对于舞蹈动作的表现力都有着非常重要的作用。

后来，我渐渐认识到呼吸运动的多样性，不仅仅是呼吸运动本身的多样性，还包括呼吸与其他身体运动的配合：它们有时交叉重合，有时各自独立，有时互为因果……

在研究运动疗法时，我的这一思路得到了理论的支持。在之后的研究中，我发现了很多问题，其中一些已经找到了答案，尤其是发声技巧方面的。我注意到，人们对呼吸运动存在很多错误的认知：很多人认为是吸气将胸廓撑开的，而且认为吸气时膈肌会上升，甚至会引起腹腔中的内脏向上移动；几乎所有的人都将吸气看作一种向上的运动……

不管是何种呼吸技巧，都有许多缺乏科学依据的固有认知：有时你被要求在某种情况下最好是吸气而不是呼气，而有时你又会听到完全相反的指令……最近，我听说有个电视节目教人怎样正确地呼吸，也就是用腹腔而不是胸腔来呼吸，理由是，只有这样，空气才能更自由地在体内流动；另一些人的观点则完全相反，他们坚定地认为应该进行胸式呼吸。

我慢慢意识到，没有哪一种呼吸方式是有害的，也没有哪一种呼吸方式是完美无缺的，重要的是学会恰当地选择。

通过本书，我希望为呼吸运动提供更详细的阐释，希望每一位读者都能更好地理解为什么某些时候我们会本能地以一种特定的方式来呼吸；反过来说，为什么我们可以为了达到某种目的或结果，有意识地通过某些技巧来进行特定方式的呼吸。

---

①安娜－玛丽·德巴特学校，位于法国里尔。

目　录

实用练习

关于呼吸的基本概念与解剖学认知

对呼吸动作的初步认识

呼吸动作，即我们为呼吸做出的动作。呼吸其实是一种很隐蔽的行为，这一行为虽然关乎我们的生命，但我们却很少关注它，尤其是在做其他动作的时候，比如走路时、说话时、吃饭时，等等。

人体的各个器官都在以不同的节奏运行着。通常情况下，我们并不会注意到这些节奏，如消化的节奏、睡眠的节奏、血液循环的节奏以及淋巴循环的节奏等，对于呼吸的节奏也是如此。呼吸运动和心脏跳动等内脏活动又不尽相同，除了呼吸系统，呼吸运动需要其他一些肌肉、骨骼参与其中。正因如此，呼吸涉及内脏系统和运动系统。尽管呼吸动作不起眼，但它让这两个系统产生了关联。

呼吸通常是无意识的、自发的。呼吸会影响我们的行为、情感；反过来，呼吸也受到行为和情感的影响。呼吸还是一种行为，我们可以有意识地、主动地对其进行干预，通过多种方式达到想要的结果。

建议你先观察呼吸动作的展开过程，关注呼吸时长、与呼吸运动相关的身体部位、呼吸量及呼吸速度。

首先，需要区分"呼吸"这个词被赋予的不同含义。

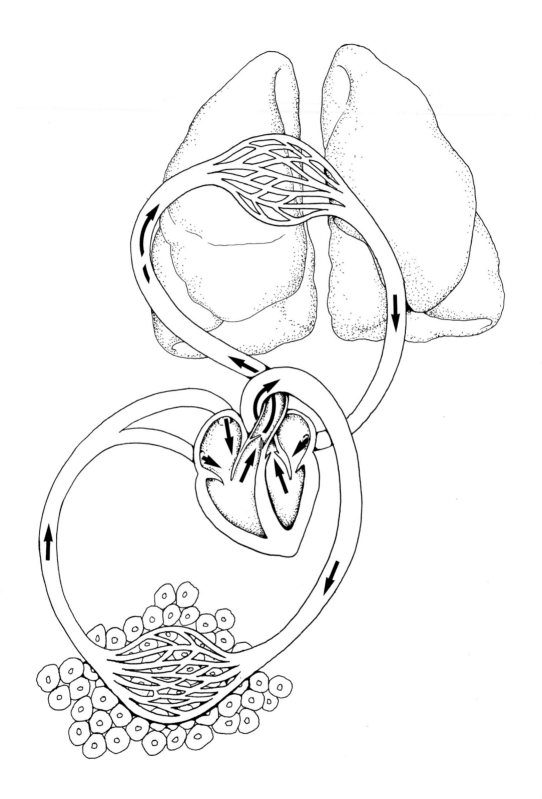

内呼吸与外呼吸

呼吸的最主要目的是进行气体交换。

身体组织细胞的运转（主要指氧化代谢）需要动脉血为它提供氧气。
这一过程会产生气体废料——二氧化碳。二氧化碳由静脉血输送。
以上过程被称为"内呼吸"。内呼吸发生在组织细胞层面。

发生在肺部的气体交换（静脉血转化成动脉血的过程），使得内呼吸能够正常进行。
血液氧合通过氧气和二氧化碳之间的交换实现：
－ 来自体外的、富含氧气的空气进入肺部；
－ 来自体内组织的、富含二氧化碳的血液也进入肺部。
氧气和二氧化碳通过肺泡毛细血管膜进行交换（见第48页）。
吸入的空气经过气体交换后被呼出体外。人每分钟会进行12 ~ 20次呼吸。
这个过程被称为"外呼吸"或"肺换气"。外呼吸发生在肺部。

本书的主题是促进外呼吸及众多呼吸动作变体的发生，这种动作也可称作"换气行为"
或"换气活动"。

呼吸运动和呼吸目的

人体无法储存氧气，因此，我们需要夜以继日地不停地呼吸。

呼吸运动依据机体对氧气的需求而并不总是严格地以同一模式进行。

为什么呢？因为呼吸也服务于其他目的，或是与其他生命活动相关。

比如说，呼吸运动在这些情况下也发挥作用：
－快速奔跑；
－调节情绪；
－调节肌肉紧张度，从而使身体放松或紧张；
－帮助发声；
－活动内脏；
－进一步打开或闭合肋部；
－调节脊柱曲度；
……

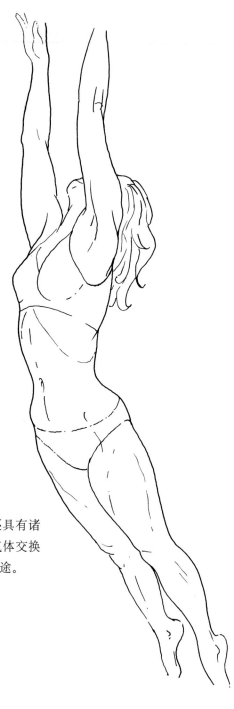

可见，呼吸还具有诸多不直接与气体交换作用相关的用途。

上述某些情况可能会在同一时段发生。例如，我们在呼吸时，不仅可以进行气体交换，还可以用排箫演奏一段乐曲。

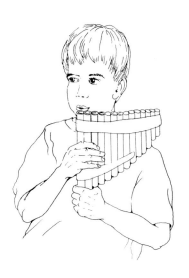

也就是说，气体交换并不是呼吸的唯一目的。气体交换这一目的与呼吸的目的之间往往存在着不一致性，这种"不一致性"的产生可能是有意识的。

反过来说，我们也可以在不进行气体交换的情况下进行呼吸，这将使胸腔和腹腔之间出现多种压力组合（其中一些组合将在后文中谈及）。

学习呼吸与呼吸动作

有人说："呼吸不用学，我没学过也一直在呼吸。"在某些身体技能训练中（包括最先进的那些），与练习相配合的有关呼吸的指令往往会被忽略，这是因为练习者认为只有人体自发的呼吸才能与人体活动产生最佳的协调。其实不完全是这样的，在某些运动（比如瑜伽）中，呼吸是需要单独学习的。

为了获取氧气而进行的呼吸是人体自发的活动，的确不需要刻意学习。只要人活着，这种自发性活动就会持续进行。但我们也要注意到，除了为获得氧气而产生的呼吸动作外，还有许多出于其他目的而产生的呼吸动作。呼吸运动就像一个宝库，我们可以从中获取各种宝物（通过不同的呼吸运动实现不同的目的），而且这些呼吸动作并不总是自发的（有我们为了特定的目的而有意做出的呼吸动作）。传统的健身运动都有与之相适应的呼吸方式，这些呼吸方式都是需要学习的。

本书介绍的就是这些呼吸动作以及它们的各种变式。我们的关注点并不是特定的呼吸技巧，而是呼吸动作本身以及它们在各种情形下的应用。

随着学习的深入，你将发现你可以用不同的方法来呼吸相同量的空气，还可以通过不同的呼吸方式来达到不同的目的（不仅仅是为了气体交换）。

呼吸运动

乍看起来，呼吸一直以相同的动作在重复进行。然而，如果我们仔细观察，就会发现呼吸动作其实是在不断变化的。

吸入的空气只会进入肺，但呼吸动作可以在躯干的不同部位展开，可能在肋部，也可能在腹部；而且，它对于远离躯干的部位也会产生影响。

呼吸可能微弱到几乎无法察觉，也可能极其粗重、急促。

呼吸的速度和频率都可以改变。

呼吸可以是主动的，也可以是被动的。同一个呼吸动作，可能一会儿是主动的，一会儿是被动的。

各式呼吸的相同点就是循环运动。吸气和呼气不停地转换，伴随着短暂的停顿。

关于呼吸的研究将从这些运动开始。

吸气

日常生活中，人们每分钟要吸气 12 ～ 20 次。

吸气是指空气进入肺的过程。本书的插图中，有时会用箭头来表示呼吸过程，箭头指向人体表示吸气。

吸气时，躯干总有一部分会隆起，或者是腹部，或者是胸部。
吸气的幅度不同，吸入的空气量也不同（见第 15 ～ 19 页）。
我们也能以不同的速度来吸气。
不同速度的吸气可以发出不同大小的声音。

吸气可以是被动的，比如静息时；也可以是主动的，比如深呼吸时。

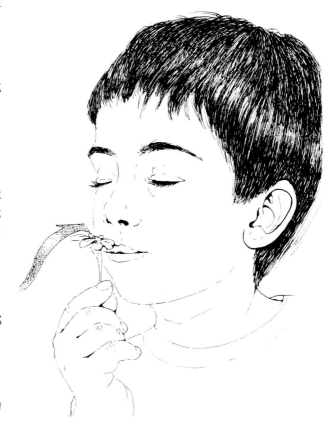

在某些呼吸运动中，吸气可能是完全被动的（见第101 页），这种吸气经常用于放松。

吸气可以主要通过胸部或腹部的运动来完成。

吸气也可以通过躯干的前倾或者后仰运动来完成。

呼气

呼气是将肺内的气体排出体外的过程。本书的插图中，有时会用箭头来表示呼吸过程，箭头指向体外表示呼气。

呼气通常表现为躯干的部分弯曲、闭合，涉及胸部、腹部和脊柱的运动。

和吸气一样，呼气的幅度决定了呼出气体的多少（见第 16 页和第 18 页）。

呼气也能以不同的速度进行。通过加快或者减慢呼吸运动，可以更快或更慢地将气体排出。

呼气也可以发出不同大小的声音，这有时取决于人的主观意愿，如同在说话或唱歌时那样。

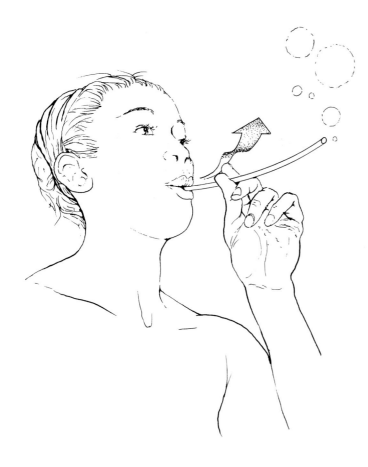

呼气的过程通常是被动的，比如静息时的呼气；然而它也可以是主动的，比如深呼吸时的呼气。

呼气可以主要通过胸部或腹部的运动来完成。

呼气也可以通过躯干的前倾或者后仰运动来完成。

呼吸停顿

呼吸停顿是指呼吸气流中断的现象。

呼吸过程中随时都可以停顿。

这是通过呼吸运动的暂停实现的。

常规呼吸时，这种停顿的产生是自然而然的，是为了转换呼与吸。

－吸气末、呼气前，呼吸会短暂停止。

－呼气末、重新吸气前，呼吸也会短暂停止（这次停顿的时间通常要长一点）。

呼吸停顿的持续时间取决于机体吸收氧气和排出二氧化碳的需求。

但是，我们也可以有意识地调整呼吸停顿的持续时间，使之缩短或延长。（这甚至已成为一种锻炼方式。）

当然，我们不可能无限延长呼吸停顿的时间。停顿一段时间后，如果身体达到了忍耐的极限，呼吸便会自动开始。

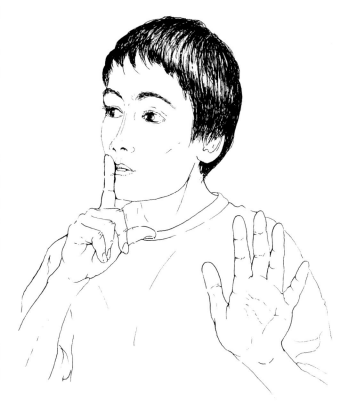

由此可见，呼吸停顿可以是一种自然的调整（在放松地呼气后），或者正相反，是一种主动行为（比如在深吸气后屏住呼吸）。

最后需要明确的是，无论是肋上部呼吸还是腹底部呼吸，都会发生呼吸停顿。

呼吸让整个躯干运动起来

无论是通过胸部动作还是腹部动作进行呼吸，都会带动躯干内几乎所有部位的反应。因此，吸气或呼气时，我们可以感受到身体的动态变化。

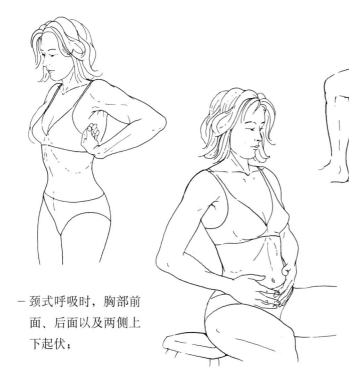

— 腹式呼吸时，腰部四周、下腹部前面上下起伏；

— 颈式呼吸时，胸部前面、后面以及两侧上下起伏；

— 背式吸呼时，骨盆前面、后面以及盆底等处上下起伏。
……

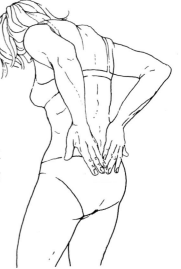

然而，我们吸入的空气并不会进入这些参与呼吸运动的器官之中。尽管肺只占据胸腔的一部分，但即使是在剧烈的呼吸运动过程中，吸入的空气也只会进入肺，而不是别处。

某些特定的呼吸方式确实会使肺部的某些区域优先通气。

例如，调动了上部肋骨的高位呼吸方式，会把空气先带到肺的顶部。

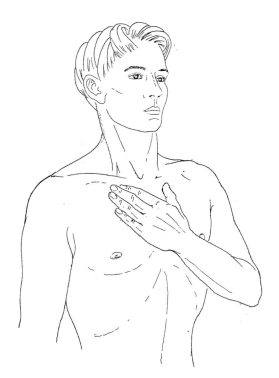

有时将此形容为"颈式呼吸"。

相反，腹式呼吸可以先把空气带到肺的下部。

有时将它描述为"使腹部隆起的呼吸"。

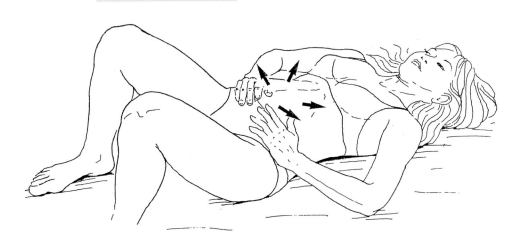

无论采用什么呼吸方式，吸入的空气都只会进入肺，而不会去别处。

因此，我们千万不要把呼吸时躯体运动的部位和气体流通的部位混为一谈，这一点非常重要。

两类主要的呼吸动作

类型一：活动肋部。
吸气时，肋部打开；
呼气时，肋部闭合。

类型二：活动腹部。
吸气时，腹部隆起；
呼气时，腹部回缩。

这两种类型的呼吸动作对应于两种完全
不同的肺部活动方式。

呼吸动作能够以各种方式组合在一起，以
提供相应的呼吸量。而所有的呼吸动作最
终都可归入这两种类型，这一点会体现在我们接下来讲述的内容中。

不同的呼吸动作并没有优劣之分，只是适用于不同的情形，以满足不同的目的。
因此，练习多种呼吸方法是很有必要的，尤其当我们觉察到自己倾向于只以一种类型的
动作来呼吸时。

呼吸量

无论是吸气还是呼气，我们的呼吸幅度都可能发生变化。因此，呼吸量也会有所不同。

呼吸量的不同，恰恰说明了呼吸动作的多变性和机体对于氧气需求的变化。人体只有在睡眠时呼吸量是基本不变的。

我们要透彻地理解不同呼吸量的概念，这一点非常重要。我们不仅要理解它们的定义，还要能在身体运动的过程中体会它们。为什么呢？因为不同的呼吸量对应不同的呼吸机制，对机体的影响也不同。呼吸量的变化是随时发生的，有时这种变化甚至会发生在一次呼吸间，而我们却几乎意识不到。这对解释和分析呼吸运动带来了一定的困难。

理解并牢记具体呼吸量的含义是非常必要的。我们要理解它们的初始含义，其后，在呼吸运动的发展过程中，还要去理解它们的变化。

之后，还需要理解每种呼吸量对应的呼吸动作中分别有哪些作用力（这将在第106～111页详细说明）。

我们需要记住所有呼吸量的概念，这有助于实时调整呼吸来进行某种运动或达到某种目的，反之亦然。这就是为什么本书在接下来的内容中不断使用这些关于呼吸量的名词的原因。

潮气量

当我们休息或者从事几乎不费体力的活动（比如阅读）时，呼吸的幅度很小。

这种呼吸是最常见的。

所谓"潮气量"，是指平静呼吸时每次吸入或者呼出的气体量。普通成年人的潮气量约为500毫升。这个数值会因人的体形大小而略有差异（身材高大的人，这个数值会大一些；对于孩子来说，这个数值会小一些）。

所处状态不同，潮气量会稍有变化。身体完全放松或睡眠时，呼吸量最小；进行极低强度锻炼时（比如说悠闲地散步时），呼吸量会稍大，但这仍然属于潮气量。判断是否属于潮气量的标准在于其呼吸动作中的作用力（这将在第106～107页中谈及）。

在潮气量状态下，可以进行吸气和呼气。

我们也可以在任意时刻停止呼吸运动，在吸气或呼气时进入呼吸停顿状态。

潮气量状态下的呼吸动作通常不是主动进行的：这是一种自发的运动，且总是会根据机体对氧气的需求自动进行调节。

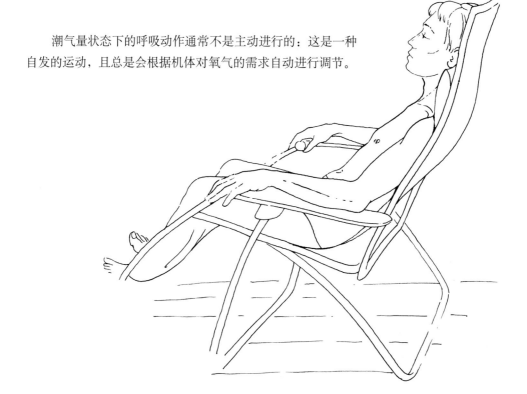

补吸气量

机体可以通过加大吸气的幅度来增加吸入的气体量。

所谓"补吸气量"，是指在平静吸气末再尽力吸气所能吸入的气体量。

当吸气幅度加大时，人体就处于所谓的补吸气量状态。

正常成年人的补吸气量在 2 ～ 3.5 升，因体形、体质等的不同而有所差异。

在补吸气量状态下，人体可以调节呼吸的力度。比如，可以稍微多吸入一点气体，也可以用尽全力深深地吸气（见第 194 ～ 195 页）。

在补吸气量状态下也可以呼气，例如为了恢复潮气量状态而呼气（这被称为"补吸气量状态下的呼气"）。

同样地，在补吸气量状态下，无论是在吸气时还是在呼气时，都能暂停呼吸运动，进入呼吸停顿状态（这被称为"补吸气量状态下的呼吸停顿"）。

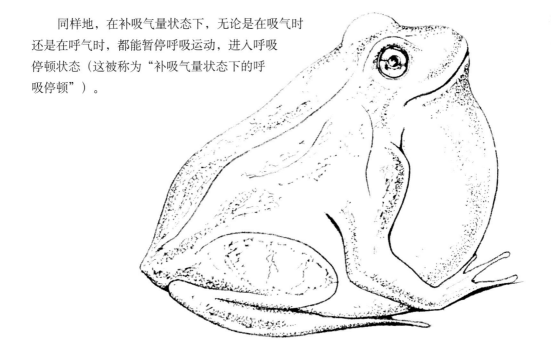

补呼气量

人体可以通过努力呼出更多的气体（这就是我们通常所说的"用力呼气"）。

所谓"补呼气量"，是指在平静呼气末再尽力呼气所能呼出的气体量。

当呼气的幅度比静息状态下大时，人体就处于所谓的补呼气量状态。

正常成年人的补呼气量为 1 ～ 1.2 升，因体形、体质、锻炼情况、疾病状况等的不同而有所差异。

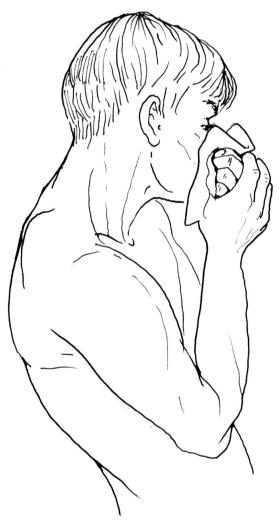

在补呼气量状态下，我们可以选择呼气的力度。比如，我们可以稍微多呼出一些气体，也可以用尽全力呼气，如连续擤鼻涕或不停咳嗽的时候（见第 196 页）。

处于补呼气量状态时也可以吸气，例如为了恢复潮气量状态而吸气（这被称为"补呼气量状态下的吸气"）。

同样地，在补呼气量状态下，无论是吸气时还是呼气时，都能暂停呼吸运动，进入呼吸停顿状态（这被称为"补呼气量状态下的呼吸停顿"）。

呼吸量的组合

接下来 4 页阐述的所有呼吸量，根据体形、体质、锻炼情况和疾病状况的不同，其幅度会有巨大差异。

例如：
- 我们可以通过放松胸廓来加大吸气的幅度，也就是增加补吸气量；
- 我们也可以通过增强呼气肌的力量来增加补呼气量；
- 有关肺弹性组织的疾病（如肺气肿），会减小补呼气量，同时增加残气量。

上述呼吸量可以相互组合。

例如，说话或唱歌前呼吸时，首先会深吸一口气，这是补吸气量较大状态下的深吸气。

然后，呼吸会依次经历以下状态：

- 恢复补吸气量状态；
- 恢复潮气量状态；
- 补呼气量状态下的呼气。

在"实用练习"部分，本书会提供一些示例，其过程将涉及多种呼吸量的组合。

呼吸量的两种表示方法

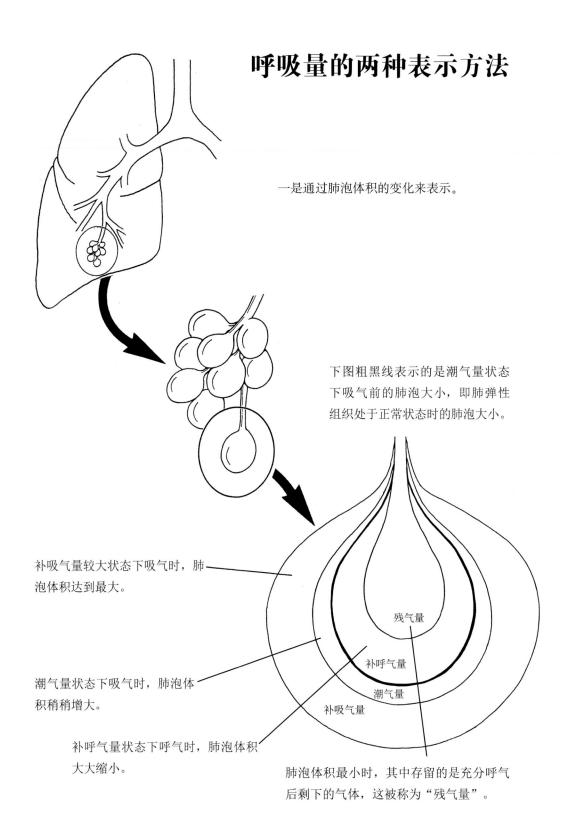

一是通过肺泡体积的变化来表示。

下图粗黑线表示的是潮气量状态下吸气前的肺泡大小，即肺弹性组织处于正常状态时的肺泡大小。

补吸气量较大状态下吸气时，肺泡体积达到最大。

残气量

补呼气量

潮气量

补吸气量

潮气量状态下吸气时，肺泡体积稍稍增大。

补呼气量状态下呼气时，肺泡体积大大缩小。

肺泡体积最小时，其中存留的是充分呼气后剩下的气体，这被称为"残气量"。

二是通过呼吸描记器^①的记录来表示。

上升的曲线记录的是吸气时肺容量的变化情况，下降的曲线记录的是呼气时肺容量的变化情况。

水平线表示处于放松或休息状态时的肺容量。

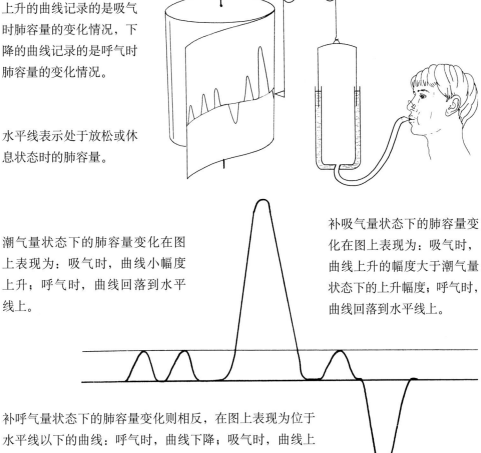

潮气量状态下的肺容量变化在图上表现为：吸气时，曲线小幅度上升；呼气时，曲线回落到水平线上。

补吸气量状态下的肺容量变化在图上表现为：吸气时，曲线上升的幅度大于潮气量状态下的上升幅度；呼气时，曲线回落到水平线上。

补呼气量状态下的肺容量变化则相反，在图上表现为位于水平线以下的曲线：呼气时，曲线下降；吸气时，曲线上升并回到水平线上。

这种图表类的表示方法有它的优点：一是让人能够在每种呼吸量中精准地辨认出吸气和呼气，有助于进一步辨析其中的作用力；二是能够精准刻画连续的呼吸动作，而且比较美观，犹如一段乐谱。但是，这种方法也有一个明显的缺点，那就是呼吸描记器的记录中，吸气动作用上升的曲线表示，可能会让人误以为吸气就是上升的运动，然而很多吸气动作是通过膈肌的下降产生的。因此，这种表示方法通常会让人们在理解呼吸运动时产生困惑。

①一种记录呼吸量变化的工具。

21

呼吸的速度

正常情况下，为了获得潮气量，人体每分钟会呼吸 12 ～ 20 次。这时的气体流通速度为正常速度。

我们可以通过多种方式来改变气体流通的速度。
- 提高或降低呼吸频率。
- 在一次呼吸运动中改变气体流通的速度。比如，在一次缓慢的吸气后，重新以正常的频率呼吸。
- 改变一系列连续呼吸运动的速度。比如，尽可能快地吸气后以尽可能慢的速度呼气。
- 在一次呼吸运动中加快或减慢气体流通的速度。比如，起初慢慢吸气，然后猛地快速吸气。

呼吸运动速度的变化，原因有以下几种：
- 疾病（此处不作详细解释）；
- 为了使呼吸与体力运动相协调；
- 情绪变化。

我们可以有意识地调节呼吸速度。比如，在说话或唱歌前调整呼吸。（这一点在发声训练中已得到证实。）

然而，机体对氧气的需求会限制呼吸速度的变化范围。

在呼吸描记器的记录图中，线条的倾斜度代表着呼吸运动的速度。

与呼吸相关的骨骼

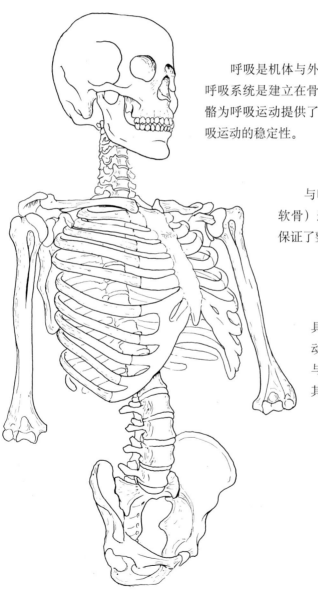

呼吸是机体与外界进行气体交换的行为。呼吸系统是建立在骨骼结构之上的。坚硬的骨骼为呼吸运动提供了精确的框架，并确保了呼吸运动的稳定性。

与呼吸相关的众多骨骼（及软骨）通过关节连接起来，从而保证了整个系统的灵活性。

本部分，我们将介绍具体有哪些骨骼与呼吸运动直接相关，哪些是作为与呼吸运动相关的肌肉或其他结构的支撑物。

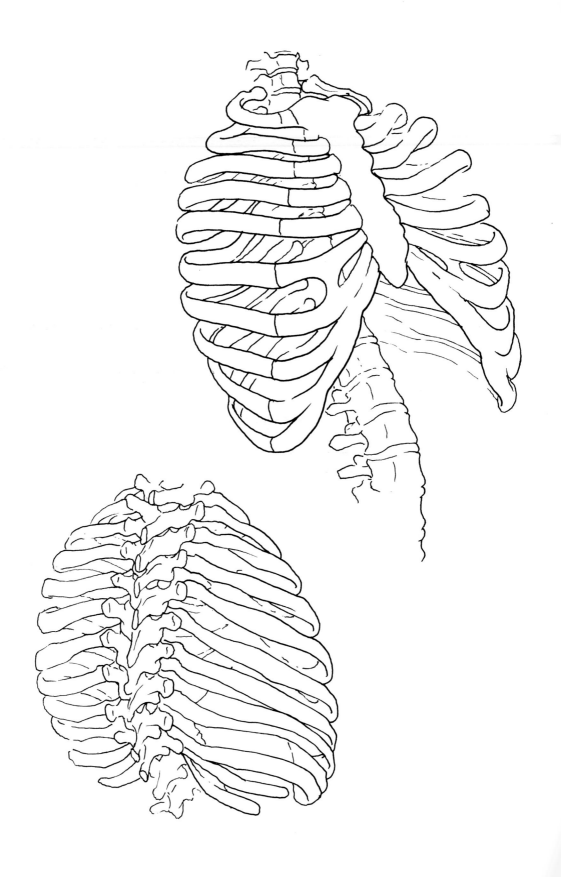

胸廓

谈到与呼吸相关的骨骼结构，人们往往首先想到的就是胸廓。然而，很多形式的呼吸并不一定引起胸廓的运动。

有人会把胸廓和胸腔混淆。胸腔指的是内含脏器的空腔区，而胸廓是人体骨架结构中非常特殊的一部分。

胸廓具有如下 3 个特点。

一是胸廓中的关节超过 80 个，其中 40 多个为可动关节。这使得胸廓成为一种具有灵活性的骨骼结构。

二是这种灵活性因为肋骨的特性得以进一步提高。肋骨可变形，而且具有弹性。肋骨的这些特性在骨骼结构中独一无二。

- 肋骨可变形。肋骨的弯曲度是可以变化的，还可以进行一定程度的扭转。
- 肋骨的弹性。当外力作用于肋骨使其弯曲度发生改变时，在外力消失后，肋骨可以凭借弹性恢复原状。

三是连接肋骨和胸骨的肋软骨更具柔韧性。

因此，我们可以说：胸廓是一个柔软的"牢笼"。

胸廓整体观

胸廓由以下几部分构成：

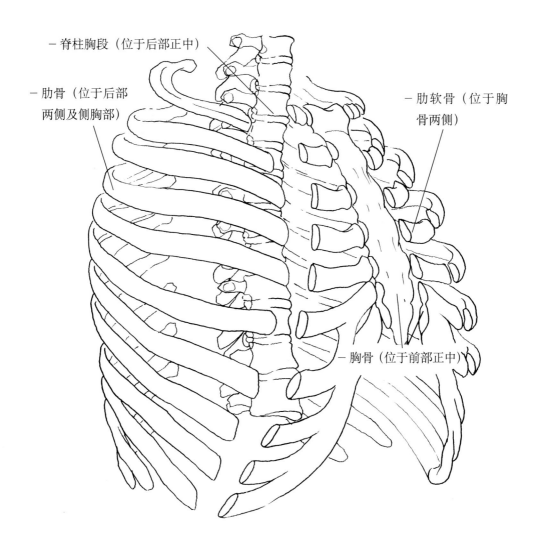

－脊柱胸段（位于后部正中）

－肋骨（位于后部两侧及侧胸部）

－肋软骨（位于胸骨两侧）

－胸骨（位于前部正中）

这些组成部分不全是骨质的。

其中某些组成部分还属于其他功能器官。

例如：脊柱胸段属于脊柱的一部分，胸骨属于上肢带骨的一部分[1]。

①在国内，习惯上认为由锁骨和肩胛骨构成上肢带骨。

肋弓及其关节

在研究呼吸的过程中，有时会提到肋弓。

肋弓和肋骨不同，它的完整结构包括：

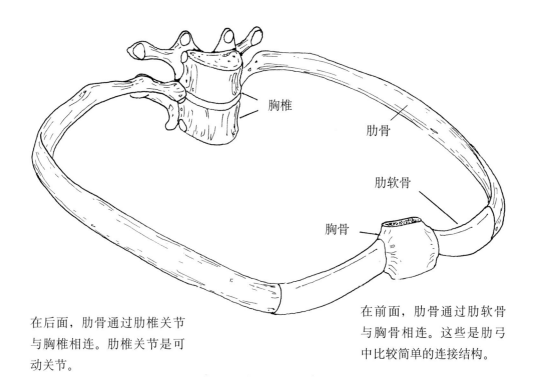

胸椎

肋骨

肋软骨

胸骨

在后面，肋骨通过肋椎关节与胸椎相连。肋椎关节是可动关节。

在前面，肋骨通过肋软骨与胸骨相连。这些是肋弓中比较简单的连接结构。

不同位置的肋弓是不一样的。

第 1 肋非常短。这一位置左右两侧肋弓的大小和胸骨的高度决定了颈部的底围。

第 8 肋到第 10 肋的肋弓尺寸是最大的，也是最柔韧的。

肋弓具有活动性。

肋弓的活动性基于其组成部分的柔韧性与活动性，如肋骨和肋软骨特有的柔韧性（见第 29 ~ 30 页），以及肋椎关节（见第 35 ~ 36 页）和椎间关节（见第 33 ~ 34 页）的活动性。因此，牵扯到肋弓活动性的运动会影响所有这些组成部分。（见第 150 ~ 153 页实用练习。）

肋骨

12 对肋骨参与了胸廓外形的构成。

第 1 肋呈水平的扁平状。

从第 1 肋到第 10 肋，肋骨的长度逐渐增加。

其他肋骨呈垂直的扁平状。

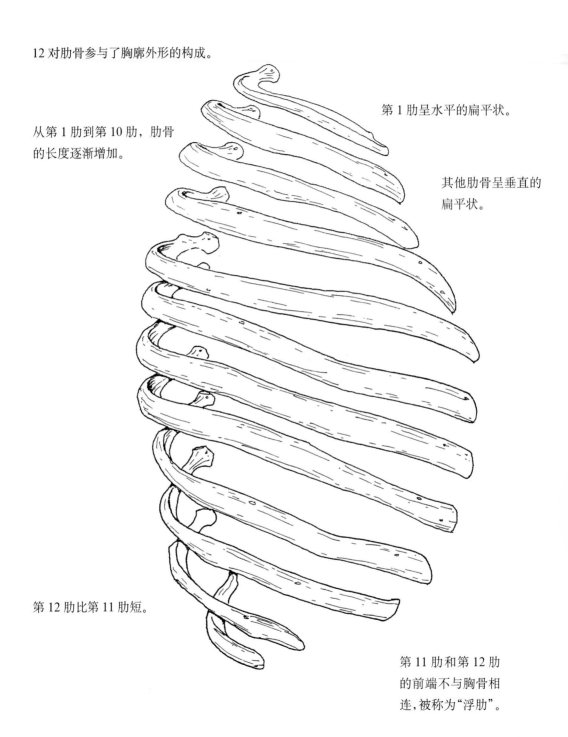

第 12 肋比第 11 肋短。

第 11 肋和第 12 肋的前端不与胸骨相连，被称为"浮肋"。

28

肋骨是一种具有柔韧性的扁骨，其构成如下：

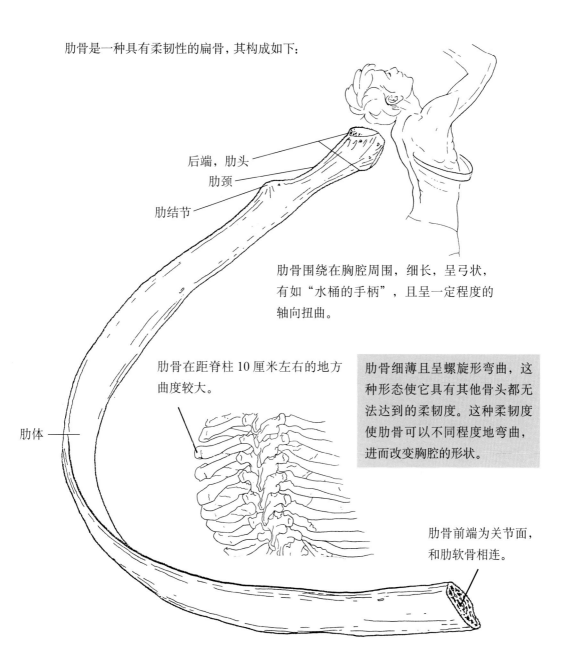

后端，肋头

肋颈

肋结节

肋骨围绕在胸腔周围，细长，呈弓状，有如"水桶的手柄"，且呈一定程度的轴向扭曲。

肋骨在距脊柱 10 厘米左右的地方曲度较大。

肋骨细薄且呈螺旋形弯曲，这种形态使它具有其他骨头都无法达到的柔韧度。这种柔韧度使肋骨可以不同程度地弯曲，进而改变胸腔的形状。

肋体

肋骨前端为关节面，和肋软骨相连。

肋骨也具有一定的弹性。肋骨弯曲后会恢复原本的形状。无论是吸气还是呼气，肋骨的弹性都有助于呼吸运动的进行。

肋骨的弹性和柔韧性主要是靠呼吸运动来维持的。当然，我们也可以通过其他主动或被动的运动来维持肋骨的弹性和柔韧性。（见第 150 ～ 152 页相关练习。）

肋软骨

肋骨在胸廓前部以肋软骨为桥梁与胸骨相连。肋软骨的形状和肋体一样。肋软骨由透明软骨构成，比肋骨柔韧，且更具弹性。因此，胸廓前部胸骨两侧的那片区域非常柔韧，这可以大大增加呼吸运动所能达到的幅度。

第 1 肋的肋软骨长度不超过 1 厘米。越往下，肋软骨越长。

第 1 肋至第 7 肋，肋软骨都直接与胸骨相连。

第 8 肋至第 10 肋的肋软骨不直接与胸骨相连，而是和上位肋软骨相连。因此，这些肋软骨要长于其他肋软骨，并且在胸廓前部底端形成了一个活动性较大的区域。

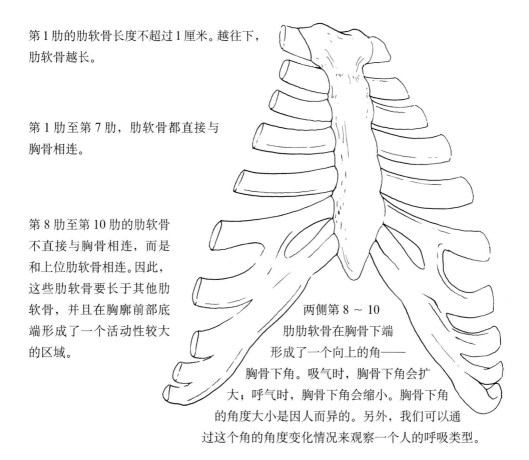

两侧第 8 ~ 10 肋肋软骨在胸骨下端形成了一个向上的角——胸骨下角。吸气时，胸骨下角会扩大；呼气时，胸骨下角会缩小。胸骨下角的角度大小是因人而异的。另外，我们可以通过这个角的角度变化情况来观察一个人的呼吸类型。

肋软骨与肋骨的柔韧性以及肋骨和胸椎之间关节的活动性，对呼吸运动的幅度和效果有着重要影响。随着年龄的增长，胸廓的活动性降低，肋软骨的柔韧性也逐渐丧失。通过这一部位的运动练习，无论是不是呼吸运动练习，都有助于维持肋软骨的柔韧性。（见第 150 ~ 152 页实用练习。）

胸骨

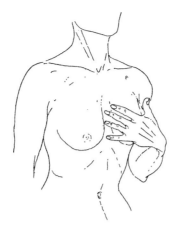

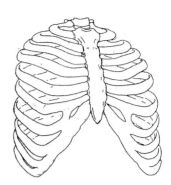

胸骨位于胸廓前部正中，是一块竖直的扁骨，形似短剑。胸骨可以分为三部分。

– 上部是**胸骨柄**，与第1肋和第2肋相连。

– 中部为**胸骨体**，与第2肋至第7肋相连。

– 末端为**剑突**。

胸骨边缘有肋切迹，是与肋软骨相连的部位。

第1肋切迹位于锁切迹正下方。

第2肋切迹位于胸骨柄和胸骨体的连接处，此处被称为"胸骨角"。

第7肋切迹相对较大。

对胸骨的观察和触摸有助于了解呼吸运动：胸骨在外力作用下可以从竖直状态变成倾斜状态。胸骨的运动变化可以间接反映膈肌和肋间肌的运动变化情况。（见第186页和第189页实用练习。）

脊柱

脊柱通过其骨质结构将与呼吸有关的不同部分连接起来。本页，我们不对脊柱的结构进行详细介绍，仅介绍它与呼吸运动有关的内容。

脊柱犹如一根坚硬的支柱。

— 支撑头部与颈部，颈部附着有胸锁乳突肌、斜角肌、后锯肌等吸气肌。

— 通过约 40 个关节和众多的肌肉与肋骨连接。

— 通过膈肌以及腹肌与腹部内脏发生联系。

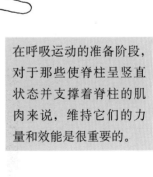

在呼吸运动的准备阶段，对于那些使脊柱呈竖直状态并支撑着脊柱的肌肉来说，维持它们的力量和效能是很重要的。

— 处于骨盆后部的骶骨，此处附着着盆底的肌肉。

脊柱就像一根具有柔韧性的树干。

它的运动，尤其是脊柱胸段的运动，影响着肋骨的运动。

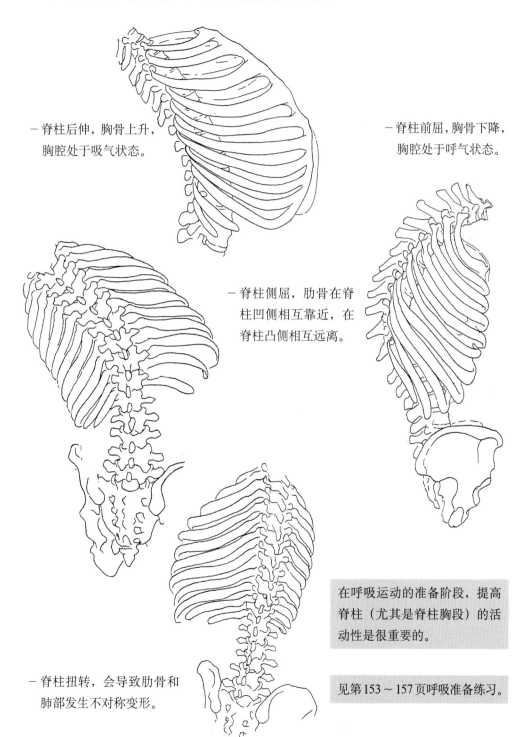

－脊柱后伸，胸骨上升，
胸腔处于吸气状态。

－脊柱前屈，胸骨下降，
胸腔处于呼气状态。

－脊柱侧屈，肋骨在脊
柱凹侧相互靠近，在
脊柱凸侧相互远离。

－脊柱扭转，会导致肋骨和
肺部发生不对称变形。

在呼吸运动的准备阶段，提高
脊柱（尤其是脊柱胸段）的活
动性是很重要的。

见第153～157页呼吸准备练习。

33

脊柱胸段

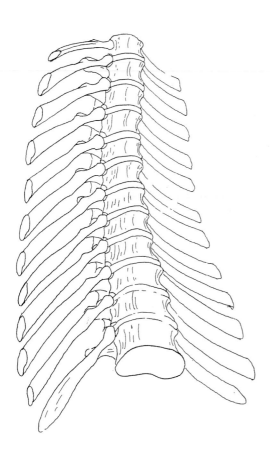

脊柱胸段是脊柱中与肋骨相连的部分。

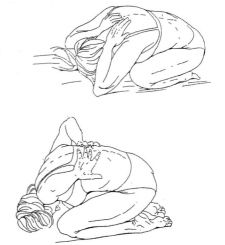

胸椎与肋骨相连，具有一定的活动性。

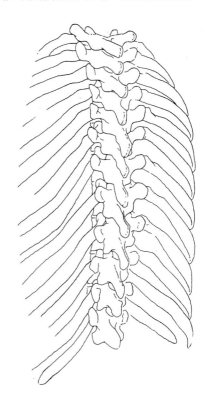

胸椎的椎体两侧以及横突前端的关节表面大多覆盖着软骨。总体来说，脊柱胸段的活动性是比较差的。

脊柱胸段的活动性受到肋骨的限制，而且肋软骨又与胸骨相连，第 1 ～ 7 胸椎就是这种情况。第 8 ～ 10 胸椎，虽然连接胸骨，但肋软骨较长。第 11 ～ 12 胸椎，胸骨和肋骨不再相连。因此，第 8 ～ 12 胸椎的活动性要好于第 1 ～ 7 胸椎。

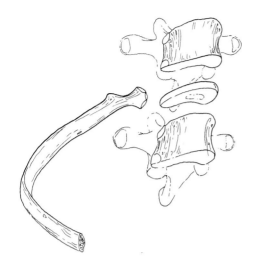

肋骨通过肋椎关节和脊柱胸段相连。

胸椎的椎体侧后方有两个小关节面：一个位于上方，一个位于下方。相邻椎骨的两个椎体相互重叠，厚实的椎间盘将这两个椎骨连接在一起，这样，上下两个小关节面就构成了一个完整的关节面。

肋头嵌在这个关节区域中，只露出一小部分在外面。

肋结节与椎骨横突相连。

肋横突关节是肋骨与胸椎构成的第二个关节。

每一根肋骨都和椎骨形成两个关节。这两个关节使肋骨可绕纵轴旋转、上升或下降。

肋椎关节和肋横突关节都有韧带的保护。

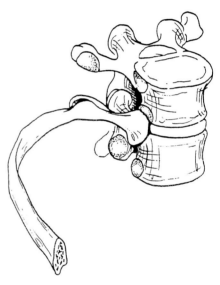

这些韧带上还有许多感觉神经末梢，它们可以识别关节的运动变化。

如果我们经常活动这些关节，可以让胸式呼吸的感觉系统更加灵敏。

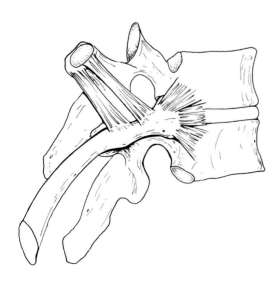

肋骨的运动轴随着肋骨所处位置的变化而改变，因而有利于一些运动的开展。

脊柱胸段上部（第 1 ~ 5 胸椎）的关节中，肋骨与椎骨连接的轴向为由内向外，这有利于肋骨向前运动。

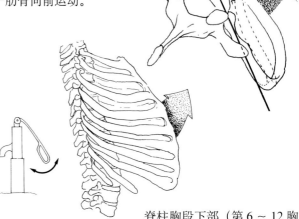

位于胸廓上部的肋骨向前运动时，胸骨远离脊柱胸段；这些肋骨向后运动时，胸骨向脊柱胸段靠近。就像老式压水井的把活动时一样。

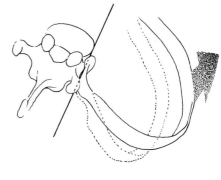

脊柱胸段下部（第 6 ~ 12 胸椎）的关节中，肋骨与椎骨连接的轴向是由前向后，这有利于肋骨向躯干两侧运动。

每一根肋骨相对于胸骨来说就像上提的水桶手柄一样。相对于胸廓上部的肋骨，胸廓下部的肋骨运动的幅度更大一些。

胸廓整体可在这两个方向上运动，这一点得益于肋骨和肋软骨的柔韧性。

有些人可能更习惯这两种呼吸方式中的一种，第一种会让胸廓变得狭窄而深厚，第二种会让胸廓变得扁平而宽大。当进行肋骨活动性测试时，我们观察到肋骨倾向于仅以一种方式运动。我们认为，让肋骨以这两种方式运动可能会更加有益。

使肋骨上升的运动会增加胸廓直径

当肋骨从侧面上升时，会增加胸廓的左右径。

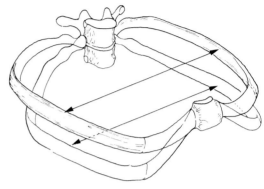

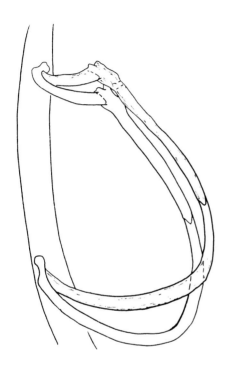

当肋骨像压水井把一样做上升运动时，肋骨从倾斜位变成水平位，胸骨也因此离脊柱胸段更远，因此，胸廓前后径增大。

注意：若使脊柱胸段远离胸骨，结果也是一样。

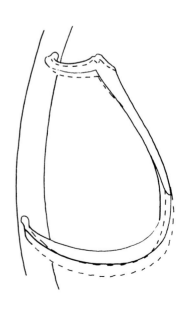

这就是胸式吸气的主要机制。

这同样解释了为什么膈肌处于胸廓内部却可以增大肋间距（见第 126 页）。

但这种现象只存在于当肋骨上升至水平位的过程中，一旦肋骨越过水平位，继续上升，不但不会增加胸廓的直径，反而会减小胸廓的直径。

由此，肋骨在开始吸气时即处于过度打开状态的话，不会有助于胸式吸气的有效完成。这与我们一贯的想法相反（见第 123 页）。

骨盆

骨盆之所以与呼吸相关，是因为它是腹腔的一部分。
本页不对骨盆的结构进行详细讲解，仅介绍骨盆与呼吸
运动有关的内容。

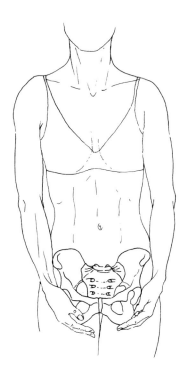

骨盆是一个骨性结构，位于躯干底部。它如同一个容纳内
脏的容器，又像一个结实的圆环，躯干和下肢在此连接。

骨盆由 4 块骨头构成：2 块髋骨、1 块骶骨和 1 块尾骨。

骨盆的结构中有以下几个重要部分。

－髂嵴（1）。也就是双手叉腰时手所在的部位。

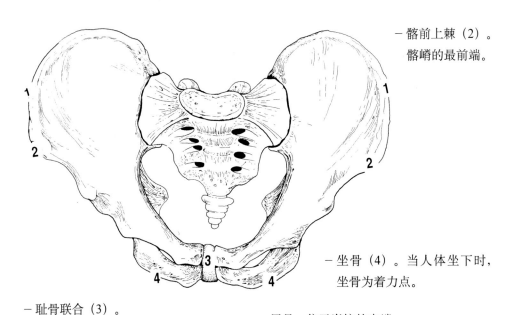

－髂前上棘（2）。
髂嵴的最前端。

－坐骨（4）。当人体坐下时，
坐骨为着力点。

－耻骨联合（3）。

－尾骨。位于脊柱的末端。

－骶正中嵴。位于骶骨后部中间。

38

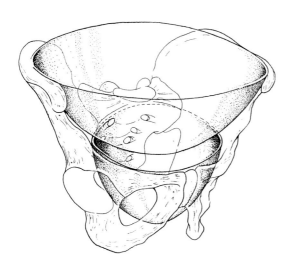

骨盆可分为两部分。

- **大骨盆**：位于骨盆前上部，较大，上宽下窄，便于腹部肌肉附着，容纳着下腹部的内脏器官。
- **小骨盆**：位于骨盆后下部，下口密布盆底肌，容纳着盆腔脏器。

骨盆通过髋关节与股骨相连。它在大腿上可进行各个方向上的运动。其中，最常见的是骨盆摆动，这一运动可使髂前上棘向前移动（骨盆前倾）或向后移动（骨盆后倾）。

骨盆与胸廓通过腰椎相连。
腰椎的椎体比较粗大，共 5 块，附着有多种参与呼吸的肌肉：膈肌、腹横肌、腰方肌、下后锯肌……

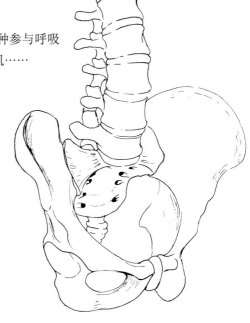

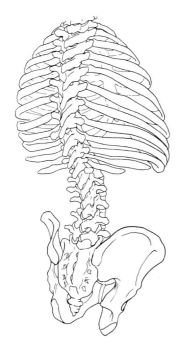

骨盆和胸廓像两个相互依存的容器。
它们的运动会影响其内部的内脏器官，进而导致内脏器官的形态发生改变并影响呼吸动作（见第 103 页、第 115 页、第 116 页及第 135 页）。

上肢带骨

我们称为"上肢带骨"的结构，其实是将人体躯干与上肢连接起来的骨骼。本页不对上肢带骨进行特别详细的介绍，只介绍它与呼吸运动有关的内容。

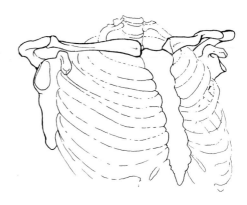

上肢带骨与呼吸运动相关，因为：
- 许多肋部吸气肌都附着于其上；
- 它们呈现的姿态以及它们的运动会影响胸腔，使胸腔处于吸气或呼气状态。

上肢带骨包括胸骨、锁骨和肩胛骨。

锁骨为胸腔前部连接着胸骨和肩胛骨的形状细长的骨头。从正面看，它几乎呈一条直线；从上面看，它呈斜体的"S"形。

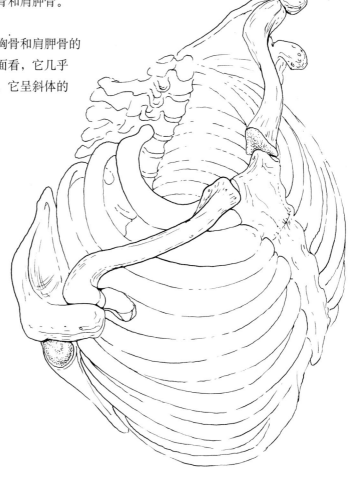

肩胛骨是一块扁平的骨头，呈倒三角形，位于上背部，脊柱两侧。肩胛骨紧贴胸廓，外表面被大量肌肉覆盖着。

上肢带骨的关节

上肢带骨的关节嵌套不够完好且体积较小。

– **胸锁关节**：位于胸骨和锁骨之间。
锁骨胸骨头的关节面形似马鞍。
锁骨胸骨头能够在关节内进行
任意方向的运动。

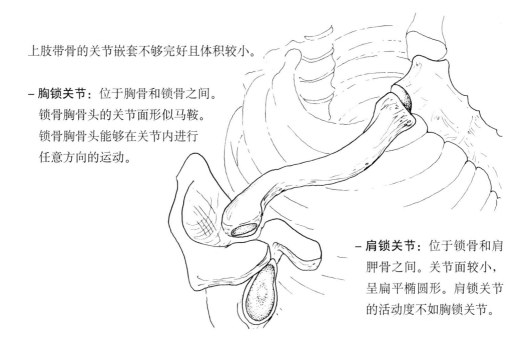

– **肩锁关节**：位于锁骨和肩
胛骨之间。关节面较小，
呈扁平椭圆形。肩锁关节
的活动度不如胸锁关节。

这两个关节的活动性可以使肩膀进行多种大幅度的运动，进而让上臂能够进行更大幅度
的运动。

肩部运动和胸廓运动往往是相互影响的。比
如，我们在吸气时经常伴随着肩部的上抬。

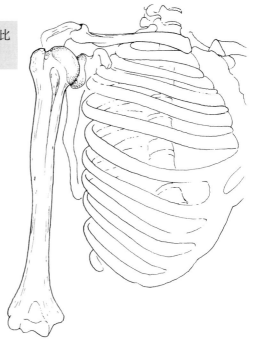

肱骨位于上臂。
肱骨之所以与呼吸相关，是因为它是胸
大肌附着的地方。胸大肌是肋部的主要
吸气肌。

肱骨通过肩关节与肩胛骨相连。肩关节
使肱骨头（表面呈球形）与肩胛骨关节
盂（表面凹陷）相衔接。

颈椎

脊柱颈段是脊柱中位置最高的部分。这部分椎骨体积小。最上面的 2 块椎骨是寰椎和枢椎，它们的形状很特殊，下面 5 块椎骨的形状更为常见。

脊柱颈段之所以与呼吸相关，是因为：

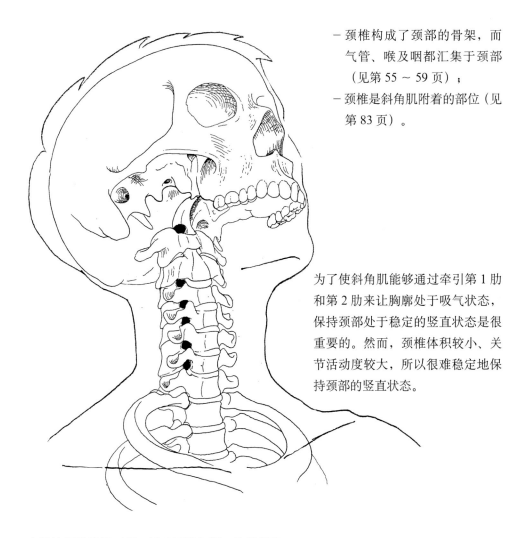

— 颈椎构成了颈部的骨架，而气管、喉及咽都汇集于颈部（见第 55 ~ 59 页）；
— 颈椎是斜角肌附着的部位（见第 83 页）。

为了使斜角肌能够通过牵引第 1 肋和第 2 肋来让胸廓处于吸气状态，保持颈部处于稳定的竖直状态是很重要的。然而，颈椎体积较小、关节活动度较大，所以很难稳定地保持颈部的竖直状态。

在脊柱颈段的最下部，第 7 颈椎与第 1 胸椎相连。

在此颈胸连接处，颈部的高活动性骤然转换为脊柱胸段上部的低活动性。颈椎底部经常处于弯曲状态，失去了部分活动性。

42

颅骨

颅骨在一定程度上参与了呼吸道的构成，它也是一些与呼吸相关的肌肉的附着处。

这主要是指：蝶骨、枕骨、颞骨、上颌骨、腭骨，以及犁骨、筛骨、额骨、鼻骨、下鼻甲和下颌骨。

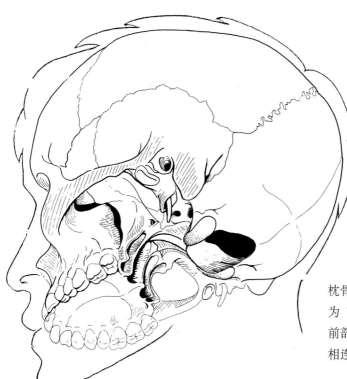

本页不对以上骨骼进行一一介绍，仅简单说明一下与呼吸运动有关的骨骼。

颅底呈卵圆形。
后部呈较匀称的圆形，包括位于中间的枕鳞和位于两侧的颞骨，颞骨表面有颞骨乳突以及与下颌骨相连的软骨面。

枕骨上有个比较大的孔洞，称为"枕骨大孔"。枕骨大孔稍前部为颅底点，颅底点与蝶骨相连。

颅底的前半部分比较复杂。在这里，你能找到硬腭，它被限定在上牙弓内，由前面的两块上颌骨和后面的两块腭骨构成。硬腭部分比颅底的其他区域都明显凸出。

硬腭上部的骨头构成了鼻部骨骼（见第 61 页）。

下颌骨将同口一并介绍（见第 62 ～ 63 页）。

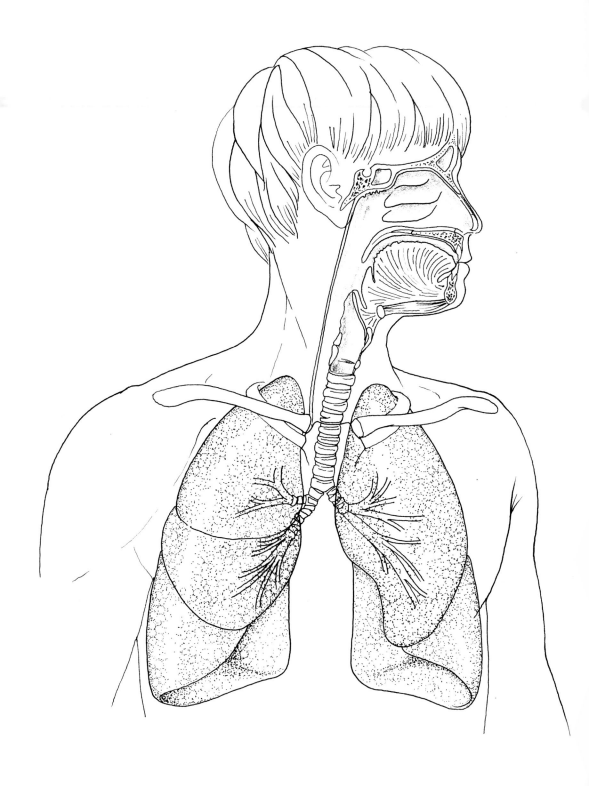

与呼吸相关的器官

　　锻炼身体时，人们总是强调呼吸是与整个机体活动相关的。正确的呼吸对挑战身体极限发挥着不可或缺的作用。呼吸在很大程度上影响着整个身体功能的运转，而不局限于呼吸系统。

　　然而，严格来讲，与呼吸相关的器官仅仅位于3个区域：胸腔、颈部和头部。

　　胸腔内的呼吸器官主要是肺。肺是呼吸的功能性器官（确切地说，是肺保证了呼吸和换气的有效进行）。

　　位于颈部和头部的是呼吸道的一部分。呼吸道在呼吸运动中主要扮演气体运输通道的角色。
　　这部分呼吸道被称为"上呼吸道"，"下呼吸道"位于胸腔内。

　　不过，呼吸道也积极地影响着呼吸——有时它们会阻碍气体的流通。
　　不同部位的呼吸道对呼吸的影响不同。

肺

肺是血液和空气会合的地方。

肺是呼吸器官。正是在肺部，来自右心房的富含二氧化碳的静脉血转化成了富含氧气的动脉血，然后流向左心房，进而通过左心室泵向全身。

肺位于胸腔内，分左肺和右肺。

胸腔内并不全是肺。左肺和右肺之间是纵隔，左肺下面是心脏。

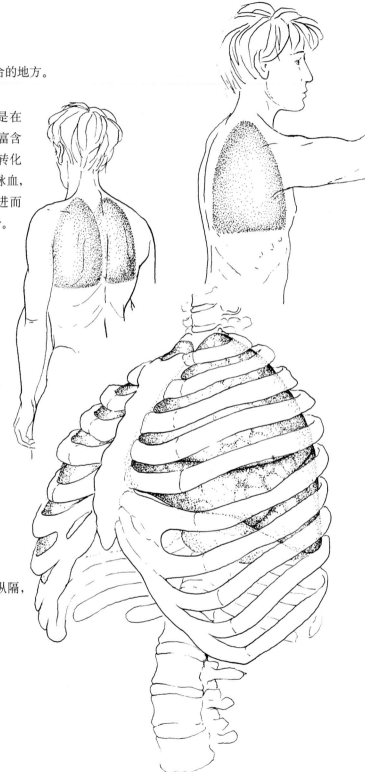

左肺和右肺的外形都类似一个圆锥。

肺的上端被称为"肺尖"，
肺尖的位置略高于第 1 肋。

面向纵隔且凹陷下去的
部分称为"肺门"。

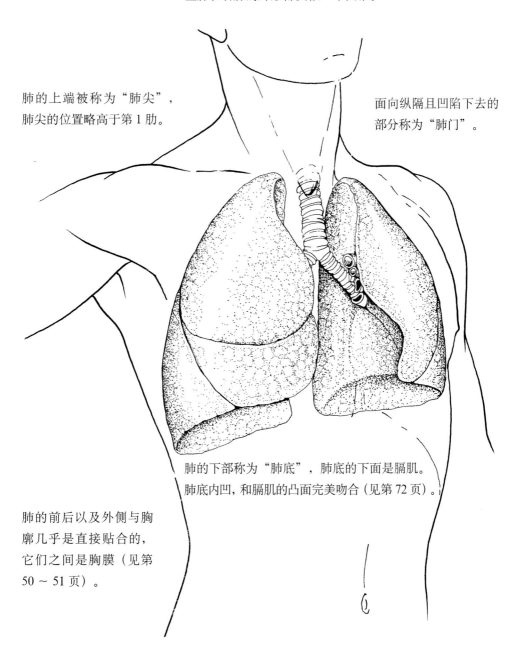

肺的下部称为"肺底"，肺底的下面是膈肌。
肺底内凹，和膈肌的凸面完美吻合（见第 72 页）。

肺的前后以及外侧与胸
廓几乎是直接贴合的，
它们之间是胸膜（见第
50 ～ 51 页）。

因为心脏位于中心线偏左的地方，所以左肺和右肺形状不同，大小也不一样：右肺略大，
左肺略小；左下肺内侧凹陷，与心脏的轮廓一致。

肺泡

肺由许多小囊泡构成，这些小囊泡称作"肺泡"，众多微小的肺泡管通向它们（见第 52 页）。

肺泡数量极多，有将近 3 亿个。如果将一个人的所有肺泡壁展开的话，总面积有约 150 平方米。

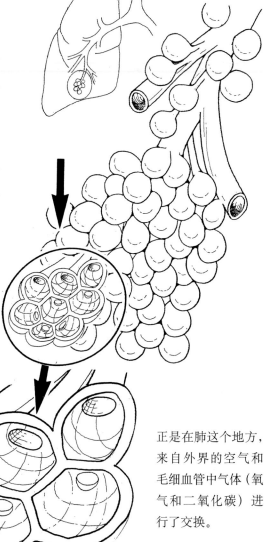

正是在肺这个地方，来自外界的空气和毛细血管中气体（氧气和二氧化碳）进行了交换。

肺泡由极薄的上皮细胞构成，细如发丝的毛细血管穿行于肺泡壁之间，这些毛细血管构成了肺泡毛细血管膜，血液和空气中的气体正是通过肺泡毛细血管膜才得以完成交换的。

肺弹性组织

关于肺，一般不为人知的一面是：在肺泡之间有极其丰富的由弹性纤维构成的结缔组织。

这是肺小叶的切面示意图，从中可以看出肺泡壁内铺满了上皮细胞（这些细胞就像铺路的石子）。

在肺泡之间，我们可以看到结缔组织中有毛细血管穿过。

如果放大来看，我们就会发现，这些结缔组织是由胶原纤维构成的。

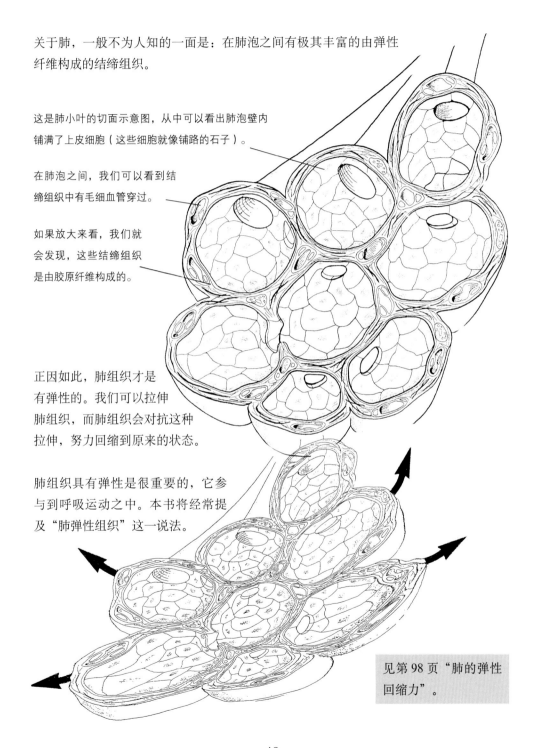

正因如此，肺组织才是有弹性的。我们可以拉伸肺组织，而肺组织会对抗这种拉伸，努力回缩到原来的状态。

肺组织具有弹性是很重要的，它参与到呼吸运动之中。本书将经常提及"肺弹性组织"这一说法。

见第 98 页"肺的弹性回缩力"。

胸膜

胸膜属于浆膜。肺表面大部分被胸膜覆盖着。

左肺和右肺各有其胸膜，即左胸膜和右胸膜。胸膜有两层。

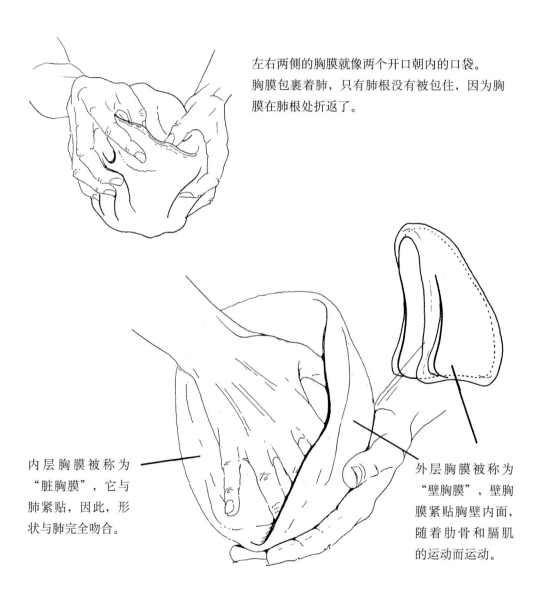

左右两侧的胸膜就像两个开口朝内的口袋。

胸膜包裹着肺，只有肺根没有被包住，因为胸膜在肺根处折返了。

内层胸膜被称为"脏胸膜"，它与肺紧贴，因此，形状与肺完全吻合。

外层胸膜被称为"壁胸膜"，壁胸膜紧贴胸壁内面，随着肋骨和膈肌的运动而运动。

壁胸膜略大于肺部，这使得肺在呼吸过程中能够变形。

脏胸膜和壁胸膜之间存在空隙，此处是低压区。（这一区域的压力会根据大气压和肺内部的压力实时发生变化。）

通过胸膜，肺就同肋骨和膈肌联系起来了。

胸膜腔中存在少量液体。这些液体由胸膜的某些细胞分泌，可以减小脏胸膜与壁胸膜之间的摩擦。

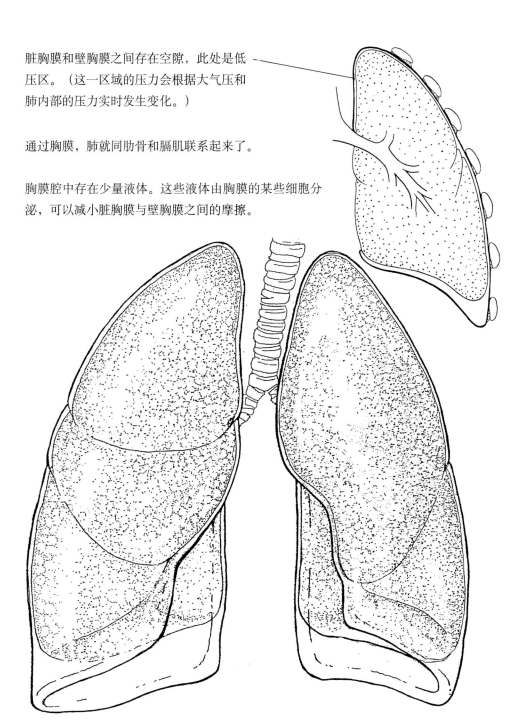

通过壁胸膜，肺以一种"可滑动"或"可移动"的方式贴附于胸腔。当肋骨和膈肌运动或产生形变时，肺也会随之变化。（反过来说，肺组织所具有的弹性力量，也经常会使得肋骨和膈肌跟随它的形状变化而变化。）

51

呼吸道

呼吸道是指呼吸时气体流通的管道。吸气时，外界的空气通过呼吸道进入肺内；呼气时，肺内的气体通过呼吸道排出体外。

呼吸系统的这一部分有时被称为"解剖无效腔"。为什么呢？因为这里的气体不参与气体交换。

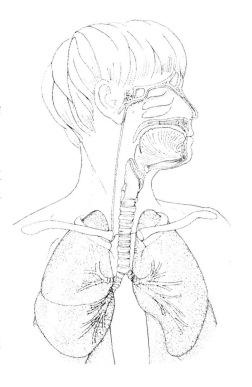

下呼吸道

支气管是下呼吸道的组成部分，为管状的气体通道。

气管在肺门高度处分叉形成**主支气管**，主支气管伸入肺内，分成**肺叶支气管**，连接在不同的肺叶上。

肺叶支气管在肺叶中还会继续分叉，依次形成**肺段支气管**、小支气管、**细支气管**、终末细支气管，最后是极其微细的**肺泡管**。

主支气管和肺叶支气管上有软骨环，这有助于使它们保持开放的状态。肺段支气管的管壁上存在一些软骨板，但并没有形成完整的环状。小支气管以及更小的支气管分支上没有软骨。

整个下呼吸道看起来就像一棵倒放的没有叶片的树（尤其是当我们侧向看它时）。

下呼吸道内覆盖着一层黏膜。这层黏膜上布满了纤毛，纤毛会随着呼吸运动而摆动。

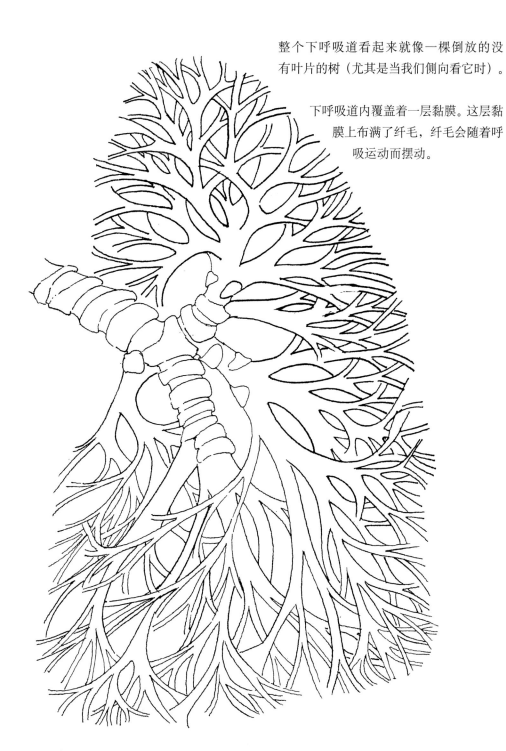

纤毛具有很重要的作用，它们可以将在肺泡和支气管中产生的黏液向上排出呼吸道。肺泡形态与功能的维持离不开这些黏液。这些黏液不停地被运送至咽部，然后被吞咽并被消化掉。纤毛受损时（吸烟容易导致纤毛受损），黏液无法被排出，从而容易导致感染，这就是支气管炎。

上呼吸道

简单来讲，上呼吸道是指胸腔以上的气体通道。

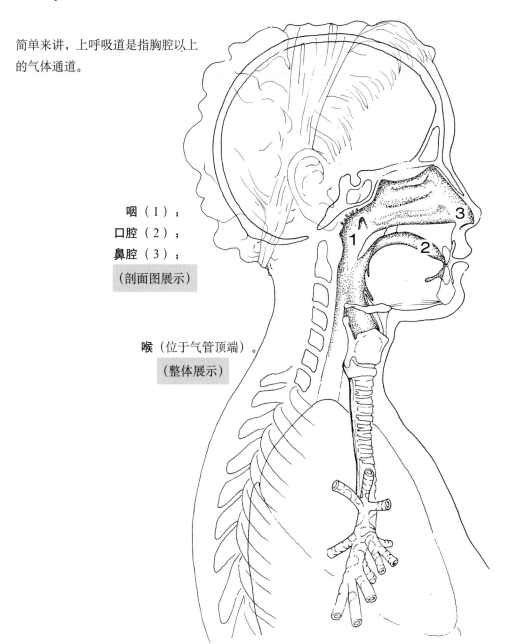

咽（1）；
口腔（2）；
鼻腔（3）；
（剖面图展示）

喉（位于气管顶端）。
（整体展示）

需要注意的是，这些部位还有其他功能。比如：
- 喉通过声带的振动，可以发出嗓音的原始音；
- 口腔用于进食，同样也可以发声，或让声音产生共鸣；
- 鼻腔可以用来感受气味。

气管

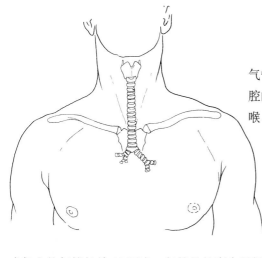

气管位于颈部的下半部分，并有一部分在胸腔的上部。气管是条通气管道，顶端延伸至喉，末端延伸至主支气管。

成年人的气管长约 10 厘米。气管的长度会根据颈部的姿态和呼吸的情况而变化。

"C"形缺口向后的软骨环构成了气管的支架，它能使气管保持开放状态。气管的后部由一层柔软的可以变形的膜壁构成。气管的内侧覆盖着一层黏膜。

气管是一条半硬式的通道。为了让气体流通，气管总是开放的。当人体吞咽体积较大的食物时，位于气管后部的食管会发生变形，气管的形状会随之发生变化。

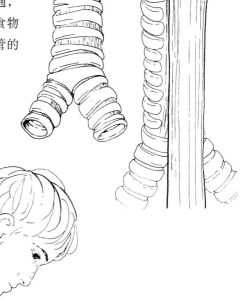

气管的柔韧度使它足以适应头部、颈部的活动以及呼吸运动。

喉

喉是呼吸器官，也是发音器官。

喉位于气管的顶部，比气管粗，结构也更复杂。

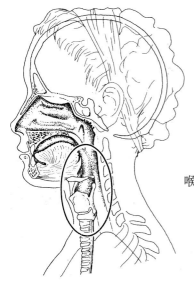

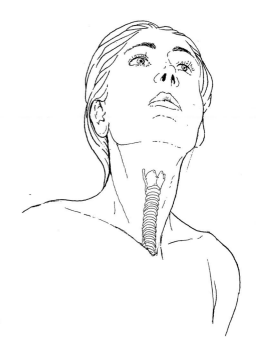

喉上端与咽相连。

多块软骨构成了喉的"骨骼"结构。

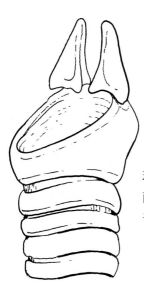

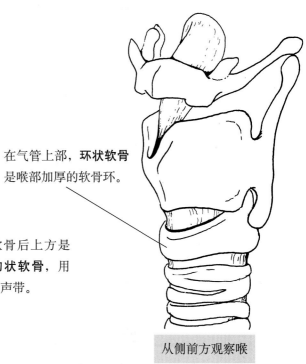

在气管上部，**环状软骨**是喉部加厚的软骨环。

环状软骨后上方是两块**杓状软骨**，用于连接声带。

从侧前方观察喉

从侧前方观察环状软骨

甲状软骨位于喉的上部，是最大的喉软骨（注意：不要和甲状腺混淆），从正面看，其形状就像从后面看一本打开的书。声带附着在甲状软骨上。

甲状软骨的尖脊在颈部前面向前突出，我们称之为"喉结"。喉结男女都有，只不过女性的喉结要小很多。

喉的内侧覆盖着一层黏膜，因此我们看不见声带，只能看到两道褶皱。

声带根据其所附着软骨的位置来调节紧张度，也因此调节了两根声带间的空间（这一可变化的空间被称为"声门"）。

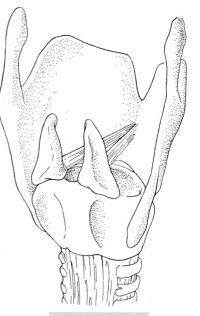

从侧后方观察喉

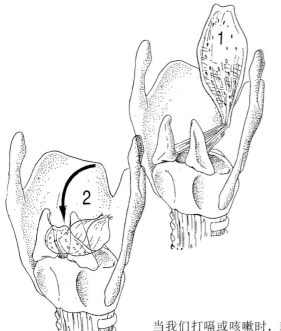

声门处悬有一块舌状的软骨，这一软骨会向下运动，从而封闭喉口，因此，这块软骨被叫作"会厌软骨"（1）。当食物经过这里时，会厌软骨向下运动（2），从而能够防止食物误入气管。

喉的功能就像一块括约肌：两根声带分开时，允许气体流通；两根声带无比接近时，声门会关闭，气体流通就会被阻断。

当我们打嗝或咳嗽时，就会感到喉部这种阻力的存在。这种阻力是有强弱变化的（见第118页）。

喉也是形成原始噪音的部位。

声门下的气体通过声带时会产生振动，进而形成人类最初的噪音。之后，这种声音会在上方的共鸣腔中过滤并进一步发展。

咽

咽有时会被称为"咽喉"或"嗓子"。成年人的咽长约 12 厘米。咽将鼻腔、口腔、喉上端以及食管连接起来。

咽后壁是完整的，由纤维和肌肉构成，表面有一层黏膜。咽的顶端在颅底，然后顺着脊柱颈段前部向下。

张大嘴时，我们可以对着镜子看见喉深处咽部的黏膜。

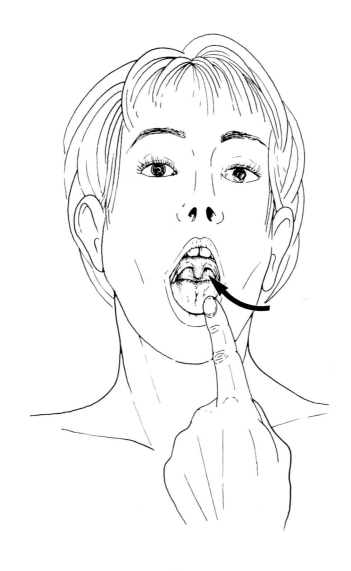

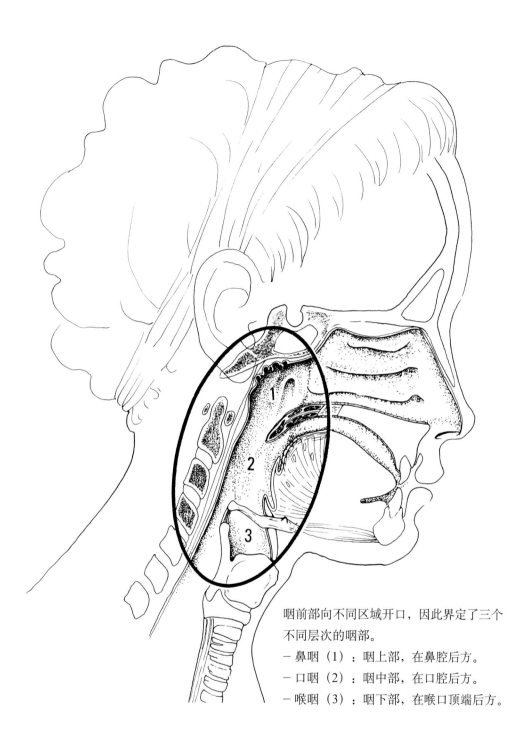

咽前部向不同区域开口，因此界定了三个
不同层次的咽部。

－鼻咽（1）：咽上部，在鼻腔后方。

－口咽（2）：咽中部，在口腔后方。

－喉咽（3）：咽下部，在喉口顶端后方。

通过鼻腔吸入的空气会经过这三个区域，而通过口腔吸入的空气只经过口咽和喉咽。

鼻

鼻是呼吸系统中能从体外观察到的部分，是气体进出身体的两个开口之一。（我们也可以用口呼吸，之后会谈到这方面内容。）

从外观来看，鼻就像一个在面部正中凸起的山脊。

鼻的下部，鼻梁两侧的部分，被称为**"鼻翼"**。

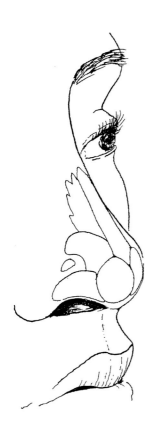

鼻的这一外部形状是由数块**软骨**以及面颅骨中的**上颌骨、犁骨、鼻骨**和脑颅骨中的**额骨**构成的。

鼻的这一部分叫作**"鼻前庭"**。

在鼻前庭之后，鼻被鼻中隔分为左右两腔，称为"**鼻腔**"。

鼻腔上端一直延伸至嗅神经末端区域（这片区域由**筛骨**和**额骨**构成）。

鼻腔后部一直延伸至**鼻后孔**。

这块区域是咽部的最高处——**鼻咽**。

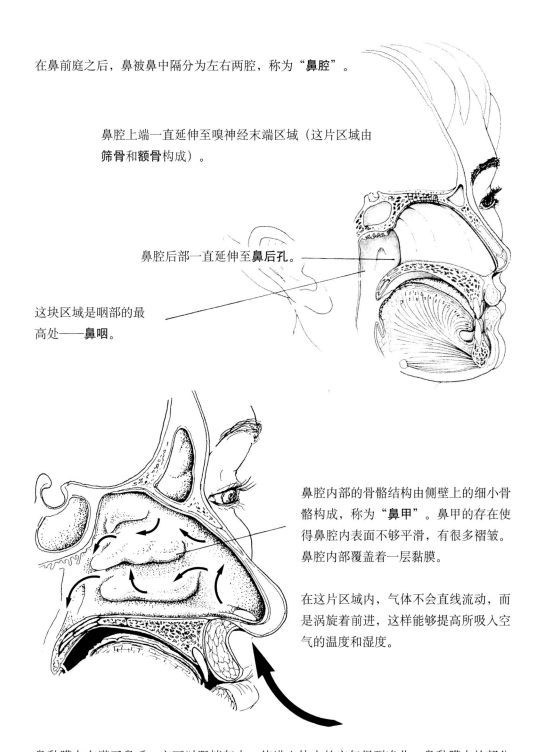

鼻腔内部的骨骼结构由侧壁上的细小骨骼构成，称为"**鼻甲**"。鼻甲的存在使得鼻腔内表面不够平滑，有很多褶皱。鼻腔内部覆盖着一层黏膜。

在这片区域内，气体不会直线流动，而是涡旋着前进，这样能够提高所吸入空气的温度和湿度。

鼻黏膜上布满了鼻毛，它可以阻挡灰尘，使进入体内的空气得到净化。鼻黏膜中的部分细胞会分泌含有抗菌酶的黏液。

口

严格来讲，口算不上呼吸道。它也不像鼻子那样可以净化和湿润空气。

然而，很多情况下，比如游泳和唱歌时，如果想更快、更用力地呼吸，我们还是会用口呼吸。

口腔的前部以**唇**为界。

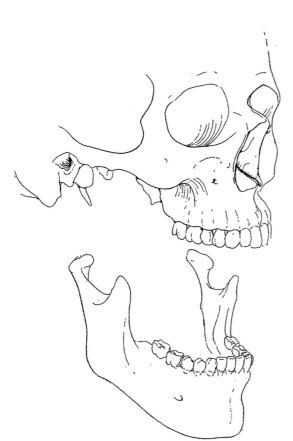

口腔的后部是牙齿所在的区域，牙齿由**上颌骨**和**下颌骨**作为支撑。

下颌骨通过**颞下颌关节**与脑颅骨相连。颌骨被一层黏膜覆盖着，从而形成了**牙龈**。

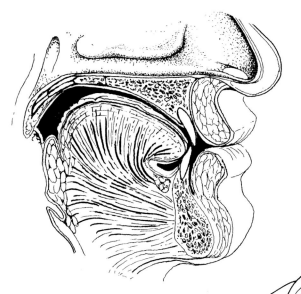

舌位于口腔底部，前部和左右两侧都是牙齿。舌的可见部分是细长的。舌一直向后延伸至咽部。舌由17块肌肉构成，因此，舌是非常灵活的。

口腔的上部是**腭**，它分为两部分：

－ 前部（前2/3）为**硬腭**，与**上颌骨**及**腭骨**相连。

－ 后部（后1/3）为**软腭**。此处存在5对肌肉，可以上升、下降或绷紧，做出如发声或者打哈欠等多种动作。打鼾时，此处会出现软腭拍打舌面的现象。

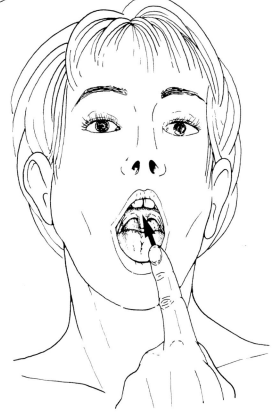

软腭上的肌肉构成了口腔的后壁，这些肌肉被称为"**软腭柱**"，它们共同构成了一个狭窄的部分，叫作"**咽峡**"（**腭扁桃体**正处于这一部位）。

整个腭部（硬腭和软腭）以及软腭柱上都覆盖着一层黏膜。

用鼻子呼吸还是用口呼吸

我们听说的许多关于身体技巧方面的建议都是比较教条的。

事实上，不管是用鼻子呼吸还是用口呼吸都是可取的。这两种呼吸方式各有优缺点。

当我们用鼻子呼吸时

正如第 61 页所提到的那样：

– 在鼻黏膜的作用下，所吸入空气的温度和湿度会得到提高；

– 在鼻毛和鼻黏膜分泌的黏液的作用下，所吸入空气中的部分灰尘会得到清除；

– 在黏液中抗菌酶的作用下，所吸入空气中的部分病菌会被消灭。

因此，通过这种方式进入体内的空气是湿热、洁净的。

由此看来，用鼻子呼吸是比较好的呼吸方式。

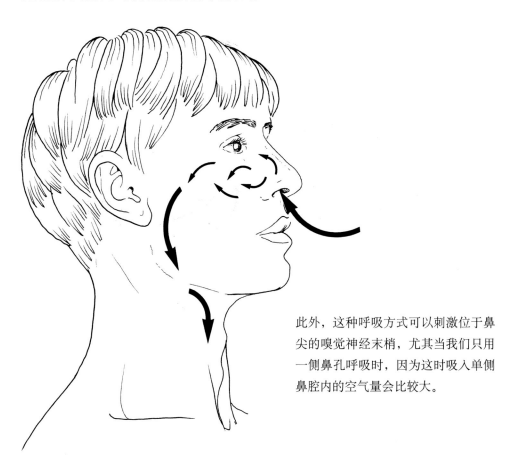

此外，这种呼吸方式可以刺激位于鼻尖的嗅觉神经末梢，尤其当我们只用一侧鼻孔呼吸时，因为这时吸入单侧鼻腔内的空气量会比较大。

64

当我们用口呼吸时

空气进入体内的阻力较小，因为空气进入的通道较大（鼻腔后部通常比较狭窄，而口腔后部较大）。

此外，空气流通的距离也相对较短。

因此，用口呼吸时，我们往往可以毫不费力地吸入大量的空气；另外，呼气也比较"省力"。

通过这种方式，我们可以轻而易举地进行深呼吸。用口呼吸适合需要在短时间内吸入大量空气的情况下采用。比如：

－进行高强度运动时；

－游泳、唱歌或吹奏管乐器时；

－使用深度呼气技巧，需要拉伸膈肌时。

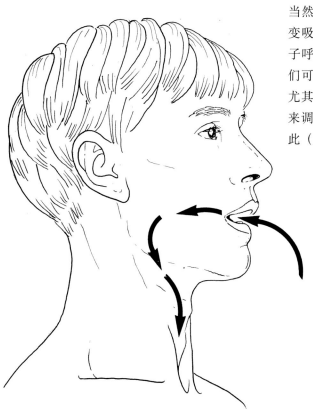

当然，用口呼吸时，我们也可以改变吸入空气的流量，而且比起用鼻子呼吸，流量变化的范围更大。我们可以通过调节口腔的开合程度，尤其是调节唇、舌以及软腭的位置来调整吸气的流量。呼气时也是如此（见第 118 页"闭合阻碍"）。

与呼吸相关的肌肉

许多肌肉都参与呼吸运动。

其中，部分肌肉的主要功能并不是服务于呼吸：

– 有些肌肉参与吸气，可以使肺容积增大；

– 有些肌肉参与呼气，可以使肺容积缩小；

– 还有些肌肉既参与吸气也参与呼气，这取决于它们与其他肌肉协同运动时的组合
  方式。

但这些肌肉有时不是直接参与呼吸运动，而是以其他方式参与。比如它们可以通过
抑制呼吸运动而使呼吸中断，也可以通过简单的放松让呼吸运动自然发生。

需要提醒的是，一些呼吸运动的进行不涉及肌肉活动。

为此，我们将经常提及关于呼吸量和呼吸量作用力章节的内容。

吸气肌

吸气肌是指可以通过运动来促使肺容积增大的肌肉。

肺容积增大可以通过两种机制来实现：
－拉伸肺底部；
－拉伸肺的前面、侧面以及后面。

首先介绍一下膈肌，它能通过以上两种方式来增大肺容积。

膈肌——最主要的吸气肌

人体惯用的呼吸方式大都依靠膈肌来实现。
膈肌位于肺的下面，如同泵一样发挥作用。
膈肌非常大，由肌性部分和腱膜组成，它将胸腔和腹腔分隔开。

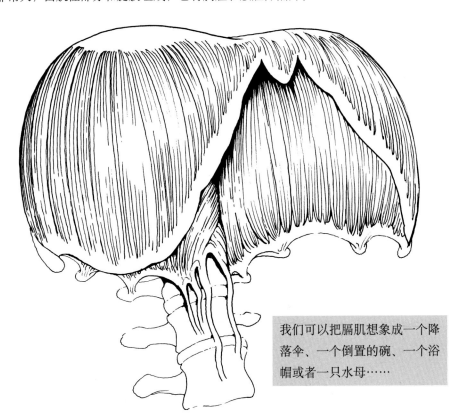

我们可以把膈肌想象成一个降落伞、一个倒置的碗、一个浴帽或者一只水母……

膈肌就像一块夹在胸腔器官和腹腔器官之间的柔软的布，它通过周边器官的外形来塑造自己的形状。膈肌呈不规则的大穹顶状，较薄，后面比前面完整。看图时，不要将膈肌想象成一个僵硬的穹顶。

膈肌的边缘附着在胸廓的内边缘。

右半边的穹顶曲度较大且位置较高，尤其是在深呼气时。

膈肌的位置

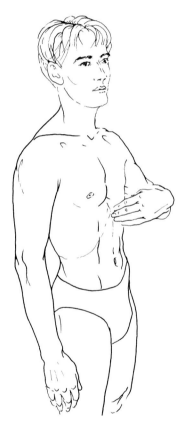

膈肌穹顶的顶点位于第 4 肋和第 5 肋之间，或是略高于剑突。

从后面看，膈肌穹顶的顶点在第 7 胸椎棘突水平。（注意：这里所说的是一般情况下的位置，这一位置会根据胸廓的姿态以及呼吸而变化。）

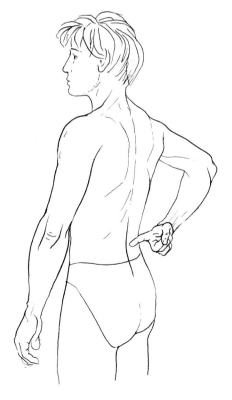

膈肌后部最低处由嵌入的肌腱构成。嵌入的肌腱末端在第 3 腰椎处。

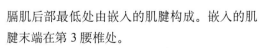

由此可见，膈肌在躯干内跨越了很大的距离。

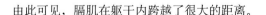

膈肌中心腱

膈肌的中心部分是由腱膜形成的"**中心腱**"。中心腱的四周是肌纤维，肌纤维呈放射状分布，附着于胸廓上。

中心腱是一块表面光滑的白色腱膜[①]。

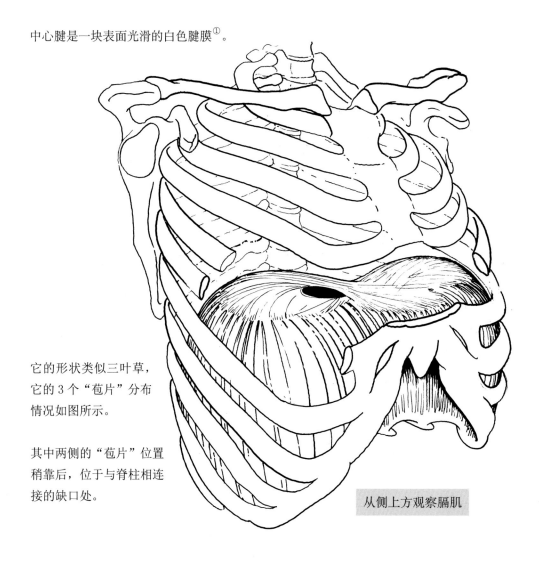

它的形状类似三叶草，它的 3 个"苞片"分布情况如图所示。

其中两侧的"苞片"位置稍靠后，位于与脊柱相连接的缺口处。

从侧上方观察膈肌

---

①腱膜是一块可变形的纤维组织，含有丰富的胶原纤维，可抵抗拉力，分布方向多样。腱膜中不含肌纤维，因此，中心腱是膈肌中不可收缩的部分，但当四周的肌纤维收缩时会被动拉紧。这片区域可以传递拉力。

膈肌肌纤维

膈肌肌纤维从中心腱发出，之后呈放射状延伸至胸廓下缘。它们呈圆弧状分布，构成了膈肌的穹顶外形。

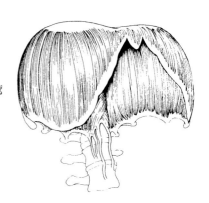

我们可以根据肌纤维附着的位置来为它们命名。

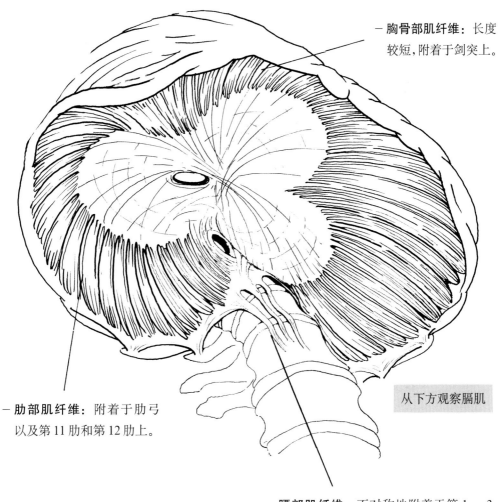

— 胸骨部肌纤维：长度较短，附着于剑突上。

— 肋部肌纤维：附着于肋弓以及第 11 肋和第 12 肋上。

从下方观察膈肌

— 腰部肌纤维：不对称地附着于第 1 ～ 3 腰椎上，被称为"膈肌的支柱"。

膈肌和胸腔内脏

膈肌形似胸腔下部一块凸起的甲板。
被胸膜覆盖的肺底位于膈肌之上。

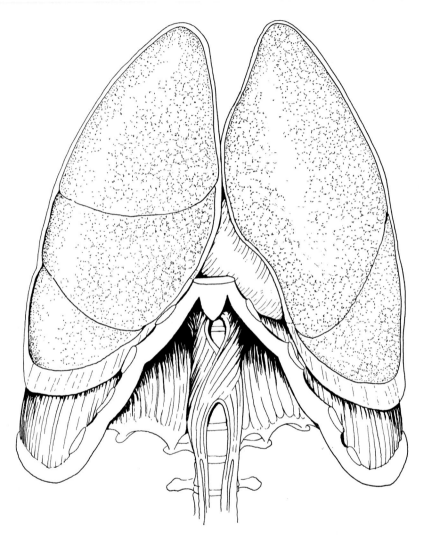

因此，膈肌的每一次运动或变形都会传导至肺底。（见第 122 页"腹式呼吸及其变体"。）

壁胸膜比脏胸膜大。膈肌的底端低于胸膜。
因此，自下而上，可以依次观察到以下 3 个层次：膈肌、胸膜、肺底。
心脏位于膈肌中心腱上方，被心包包裹着。
心包紧贴膈肌，并在膈肌中心腱上留有印记。

膈肌和腹腔内脏

膈肌像一床棉被覆盖着腹腔上部的器官，但它只与部分器官接触。膈肌通过腹膜或大部分腹部内脏表面的浆膜与这些内脏器官相连。

这些腹腔内脏包括：
－胃。位于左上腹，它的侧面及前面（少部分）与膈肌相连。
－肝。其侧面、上面以及后面与膈肌相连。

与膈肌直接相连的内脏（器官）包括：肾、脾、胰腺、主动脉、大肠"拐角"。

膈肌的运动会直接影响到这些内脏（器官），会改变某些内脏（器官）的形状。膈肌的运动也会间接影响到腹腔内其他远隔部位的内脏（器官）。

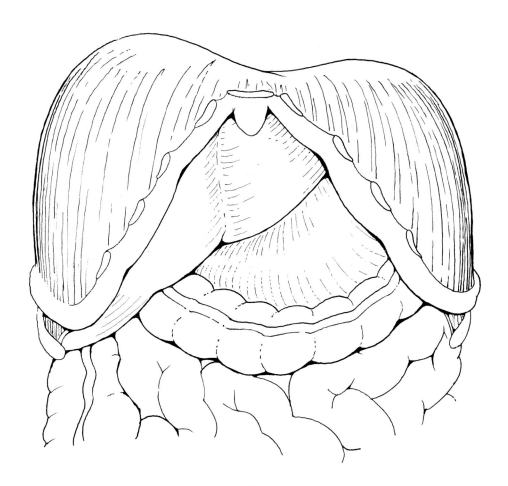

膈肌如活塞一般在胸腔和腹腔之间运动

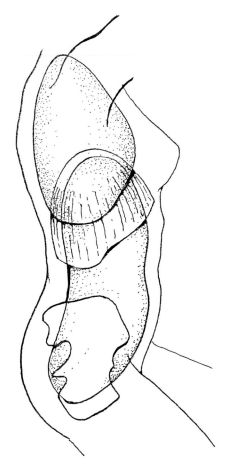

膈肌收缩会使它向下运动。它的形状会根据上下作用力的不同而变化，这些变化会在第122～127页的分析部分中详细说明。

膈肌可以与肋部一起抬升，并间接地加大肋间距。

膈肌前部的肌纤维相对较短，越向后肌纤维越长。膈肌后部的肌纤维比前部的肌纤维活动性强。

膈肌受膈神经支配。膈肌的左右两边各有一条神经对其进行控制，因此，膈肌的左右两边可以分别进行收缩。（可以对此进行针对性练习。见第173页"不对称腹式吸气"。）

膈肌收缩不易被感知。

膈肌在内脏之间活动。此外，膈肌上的感觉神经末梢很少，它受肋部后6条肋间神经的末梢和腹腔神经丛的神经末梢支配。因此，膈肌收缩很难被察觉。

发生在内脏部位的运动经常能被感知，尤其是胸膜的运动，但这难以与膈肌收缩的感觉区分开来。

这也部分说明了为什么通过收缩膈肌进行的吸气运动尽管是最常见、最有效的方式，但当我们想要以这种方式呼吸时，却很难"找到"它。

肋部吸气肌

膈肌以外的吸气肌，被称为"肋部吸气肌"。

人体大多数时候都是主要通过收缩膈肌来吸气的，但我们也可以用另一种方式来吸气——主要通过收缩肋部吸气肌来吸气。

膈肌在胸廓内部活动，而肋部吸气肌大都在胸廓外部活动。

肋部吸气肌的活动是很容易观察到的，因为它们几乎都在人体表面。
尽管主要用肋部吸气肌进行呼吸既不是最有效也不是最常用的呼吸方式，但它通常是初级练习者最先"找到"的呼吸方式。
在本能的呼吸运动中运用这些肌肉对于我们是有益的，它可以丰富胸部和背部的活动。

接下来，我们会将肋部吸气肌分为 3 类来介绍。
－附着在上肢带骨和上臂处的吸气肌，包括胸小肌、胸大肌、前锯肌。
－附着在脊柱胸段的吸气肌，包括肋提肌、上后锯肌、夹肌。
－附着在头颈部的吸气肌，包括斜角肌、胸锁乳突肌。

有些吸气肌的运动是横向的，有些则是纵向的，而且其运动幅度不同。

附着于上肢带骨和上臂处的吸气肌

胸小肌

肩胛骨的前外侧有一个小的突起，
称为"喙突"。胸小肌就附着于此，
它向内延伸，末端分别附着于第
3 ~ 5 肋上。胸小肌呈扇形。

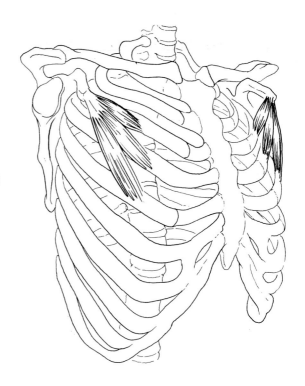

胸小肌收缩可以使肋部上抬。它是与锁
骨式吸气相关的肌肉，这种吸气方式是
通过抬升胸廓上部实现的。

驼背或肩部前倾的人无法以这样的
方式吸气。因此，对于他们来说，恢
复胸小肌的柔韧性是很有必要的（见
第 158 页）。

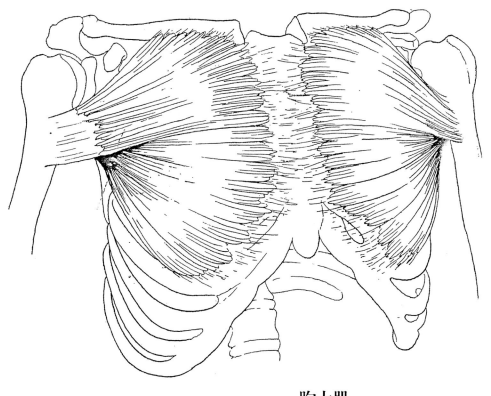

胸大肌

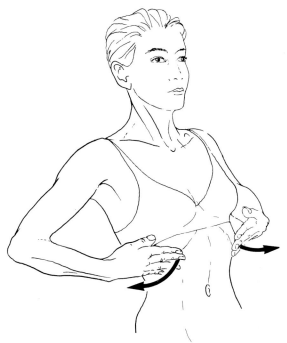

胸大肌位于胸小肌前部且将其完全覆盖，外侧止于上臂上部，内侧止于锁骨、前 8 根肋骨以及胸骨。可以抬升肋骨的主要是胸大肌下部的肌纤维（附着于第 4～8 肋的肌纤维），这些肌纤维可以打开腹上角，使胸骨向上运动。

相较于胸小肌，胸大肌可以使吸气的位置更低、吸气的幅度更大（这一位置的肋骨活动性更强，肌肉也更有力）。

见第 159 页、第 180 页和第 181 页的实用练习。

前锯肌

前锯肌是一块宽大的肌肉，贴附在胸廓侧壁上。前锯肌起于肩胛骨脊柱缘，然后顺着肩胛骨内侧延伸，在胸廓处环绕，而不粘附在上面。它就像一块布，沿着肋骨向前蔓延，直至锯肌嵌入处，而且从第1肋到第10肋，这块布的尺寸越来越大。

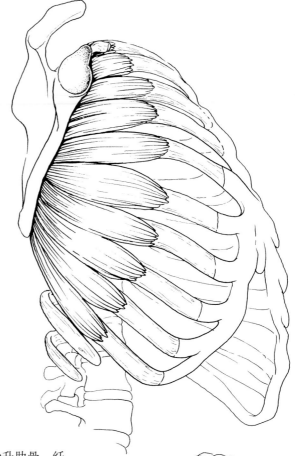

前锯肌通过下部的5个纤维束来抬升肋骨。纤维束可以使肋骨向后、向外运动，就像是要把肋部打开一样。但打开肋部显然是不可能的，实际上它的效果是让肋部从侧面大幅度抬升，这就是"水桶手柄式吸气"（见第36页）。

前锯肌非常有力。
当我们想匀速呼气从而唱歌或是吹奏乐器时，前锯肌主要发挥的是制动功能。前锯肌的活动让颈部处于自由、放松的状态，这是因为它对胸廓起到了稳定作用，使胸廓成为颈部的坚实基底。

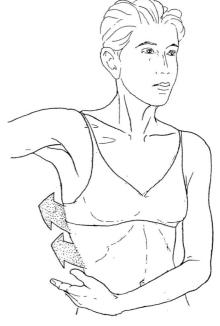

附着于脊柱胸段的吸气肌

肋提肌

肋提肌都很小，但数量多。它们共同构成了一片可收缩的区域。

肋提肌起于胸椎横突上，然后成纤维束向外侧下行，止于下位或下两位肋骨上。

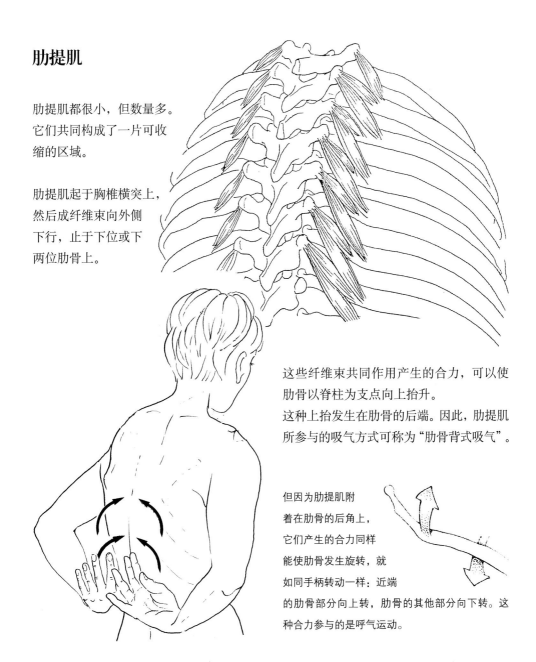

这些纤维束共同作用产生的合力，可以使肋骨以脊柱为支点向上抬升。

这种上抬发生在肋骨的后端。因此，肋提肌所参与的吸气方式可称为"肋骨背式吸气"。

但因为肋提肌附着在肋骨的后角上，它们产生的合力同样能使肋骨发生旋转，就如同手柄转动一样：近端的肋骨部分向上转，肋骨的其他部分向下转。这种合力参与的是呼气运动。

这两种合力（一种参与吸气运动，一种参与呼气运动）的力度大小取决于和其他肌肉组织的合作情况。例如，如果想让整个胸廓都参与吸气运动，让胸式补吸气量尽可能达到最大，那么应该让肋提肌充分发挥它作为吸气肌在吸气运动中的作用；如果通过收缩腹直肌来发挥呼气作用，则呼气运动可以通过肋提肌的"手柄转动式呼气"来加强。

夹肌：间接吸气肌

夹肌位于背部深层，其功能主要是使躯干伸展。

脊柱胸段被拉伸通常引起胸廓向前上方抬升，身体因而呈吸气状态。

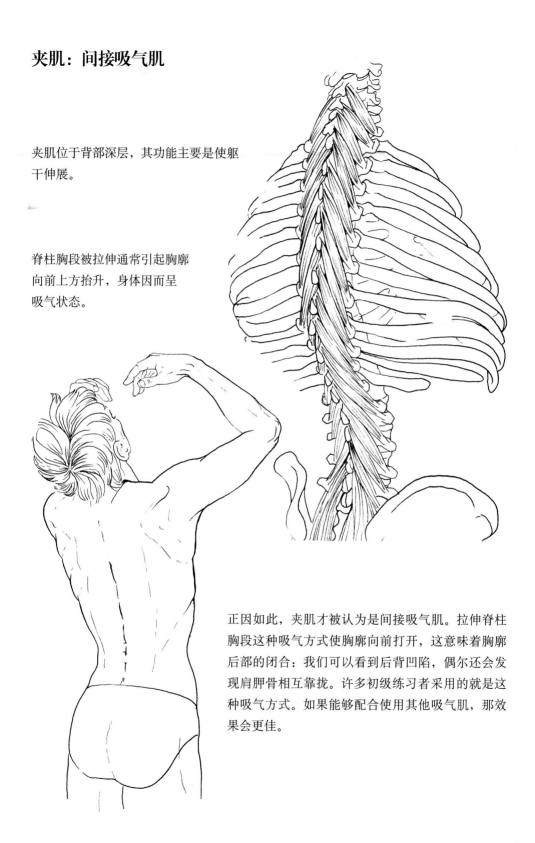

正因如此，夹肌才被认为是间接吸气肌。拉伸脊柱胸段这种吸气方式使胸廓向前打开，这意味着胸廓后部的闭合：我们可以看到后背凹陷，偶尔还会发现肩胛骨相互靠拢。许多初级练习者采用的就是这种吸气方式。如果能够配合使用其他吸气肌，那效果会更佳。

上后锯肌

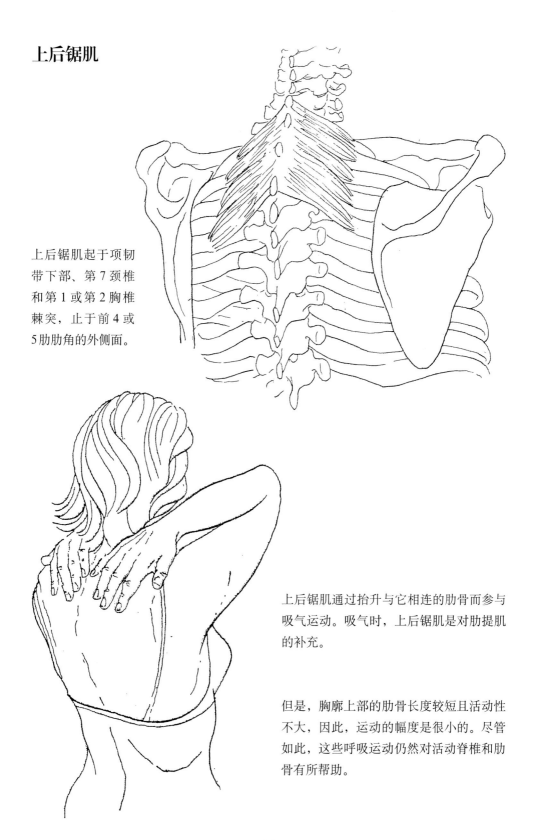

上后锯肌起于项韧带下部、第 7 颈椎和第 1 或第 2 胸椎棘突，止于前 4 或 5 肋肋角的外侧面。

上后锯肌通过抬升与它相连的肋骨而参与吸气运动。吸气时，上后锯肌是对肋提肌的补充。

但是，胸廓上部的肋骨长度较短且活动性不大，因此，运动的幅度是很小的。尽管如此，这些呼吸运动仍然对活动脊椎和肋骨有所帮助。

附着于头颈部的吸气肌

胸锁乳突肌

胸锁乳突肌很明显，从体表看，它的形状像一个左右对称的"V"字。"V"字的顶端位于耳朵之下，底端在胸骨顶端。

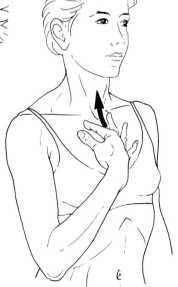

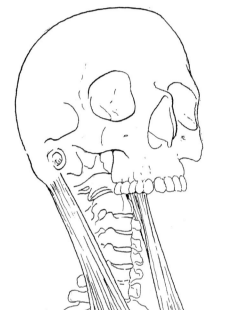

胸锁乳突肌起于胸骨和锁骨，斜向后上方，止于颞骨乳突及枕骨上。

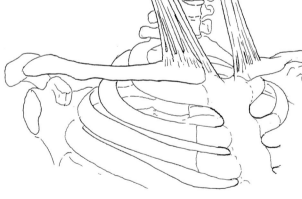

胸锁乳突肌收缩，可以牵拉胸骨柄使胸廓上抬。因此，胸锁乳突肌参与的是躯干上部的吸气运动。

斜角肌

斜角肌自颈椎延伸至第 1 ～ 2 肋，按照排列的位置可以分别命名为"前斜角肌""中斜角肌""后斜角肌"。

前斜角肌、中斜角肌止于第 1 肋外侧。

斜角肌可以抬升第 1 肋和第 2 肋，因而参与了胸廓上端的吸气运动。

斜角肌是从侧面将肋骨稍稍抬起的。与胸锁乳突肌相比，斜角肌对肋骨的牵拉偏向于侧面。

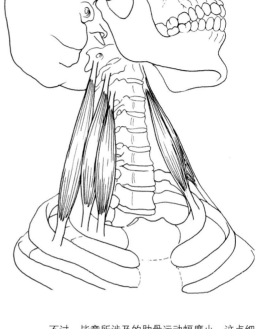

不过，毕竟所涉及的肋骨运动幅度小，这点细微的差别对肋骨的活动影响并不大。但我们仍然要承认，这些肌肉共同对胸廓上部的呼吸运动发挥了作用。

为了使斜角肌能够发挥提升肋骨的作用，颈椎需要为其在上端附着点处提供一个支点，但颈椎是脊柱各段中最不稳定的：椎骨体积小，活动性很强。为了使它稳定下来，要么通过稳定头部来支撑，要么通过肌肉来固定，尤其是位于颈前部的颈长肌。

83

呼气肌

呼气运动的第一个作用力来自肺的弹性回缩力——大多数呼气运动都是在这个力的作用下产生的。

呼气肌主要在以下情况下发挥作用：
- 补呼气量状态下；
- 加大呼气力度时（比如吹气球时）；
- 加快呼气速度时。

呼气肌收缩通常会造成肺容积减小。呼气肌收缩，可能会使肋骨下降，也可能会使肺底上抬，还可能使两种情况同时发生（见第 134 ~ 137 页）。

腹肌

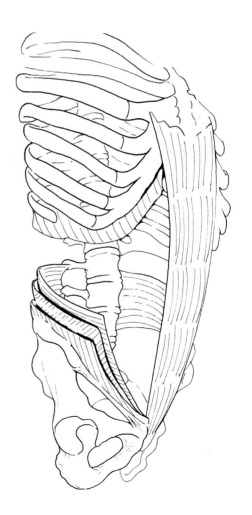

腹肌前外侧群覆盖于腹部之上，左右各 4 块。
- 腹直肌位于腹部正中。
- 另有 3 块扁肌——腹横肌、腹内斜肌和腹外斜肌，它们位于腹部两侧，相互交叠。

作为腹壁的一部分，腹肌可以通过多种方式来抬升内脏，参与呼气运动。这被称为"腹肌内脏方面的运动"。

腹肌收缩还可以活动脊柱、骨盆和肋骨，使它们参与呼气运动。这被称为"腹肌骨骼方面的运动"。

腹横肌：膈肌的合作者

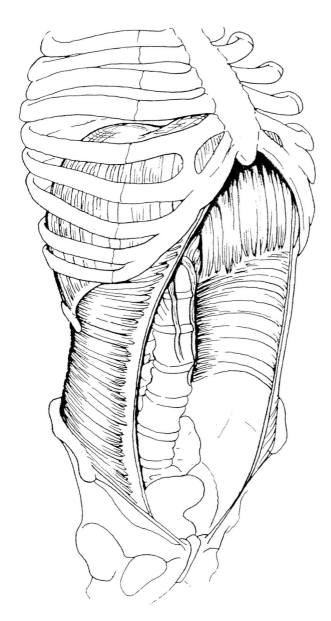

腹横肌上端附着于胸廓底部内侧，其后部通过薄板状的纤维附着在腰椎上，下端附着于髂嵴和腹股沟韧带上。

腹横肌包绕在腹部两侧，如同一条腰带，其前方是一大片由纤维构成的区域——腹前筋膜，左右两边的筋膜最终在腹前部汇聚成**白线**。

腹横肌收缩时，腹部直径缩小。在所有的腹肌中，腹横肌"内脏方面的运动"最为强烈，它"骨骼方面的运动"则相对较弱。在各种呼吸运动组合中，腹横肌都是和膈肌协同活动的（见第 136～137 页）。

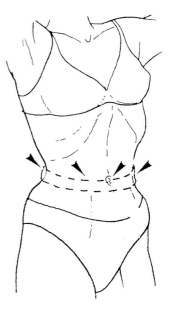

腹横肌是所谓的"收腰肌"，因为腹横肌在腰部分布的肌纤维最多。如果腹横肌的活动主导这片区域，这并不适宜，因为它会给盆底带来过强的压力。因此，腹横肌和其他腹肌之间的协同活动是很有必要的。

腹内斜肌和腹外斜肌

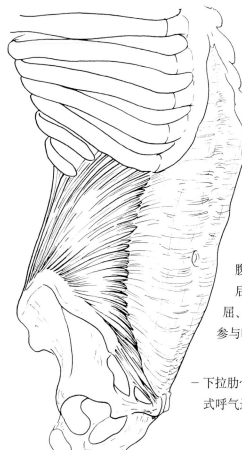

腹内斜肌

腹内斜肌上端附着在胸廓底部，下端附着在髂嵴和腹股沟韧带上。

腹内斜肌的肌纤维走行为后下至前上，与前方的腹前筋膜区域相交接。前下部的腹内斜肌肌纤维沿着腹股沟韧带延伸至耻骨，和腹横肌的一些肌纤维共同顺着腹股沟褶皱构成了底部的一片纤维区。

腹内斜肌除了可以使骨盆后倾以及使脊柱侧屈、前屈、旋转外，还以多种方式参与呼气。它可以：

－下拉肋骨，因而参与了胸式呼气运动。

－缩小腹部直径。
· 若是和腹横肌协同作用，那么活动范围主要在腰部。
· 若是和腹横肌以及腹直肌的下部肌纤维协同作用，那么活动范围主要在下腹部。

腹内斜肌（主要）、腹横肌以及腹直肌的下部肌纤维构成了"底部"腹肌。在通过抬升腹部来呼气的运动中，盆底肌收缩后，这些肌纤维开始逐步向上收缩腹部（见第 137 页）。

86

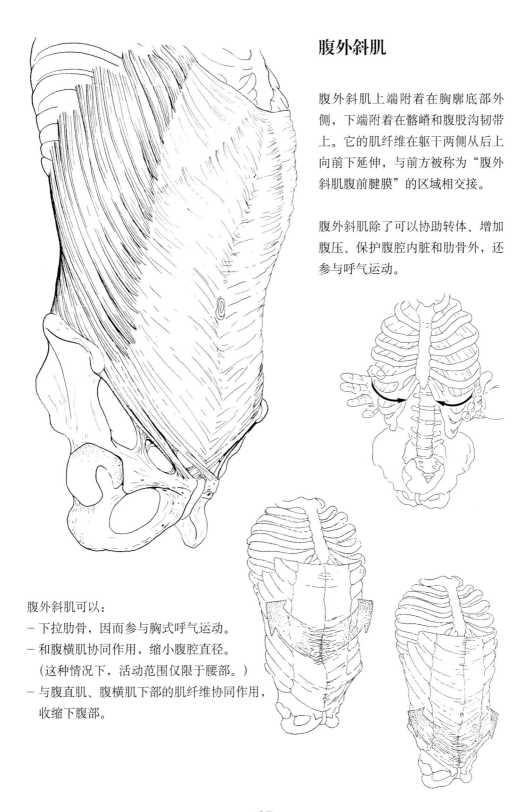

腹外斜肌

腹外斜肌上端附着在胸廓底部外侧，下端附着在髂嵴和腹股沟韧带上。它的肌纤维在躯干两侧从后上向前下延伸，与前方被称为"腹外斜肌腹前腱膜"的区域相交接。

腹外斜肌除了可以协助转体、增加腹压、保护腹腔内脏和肋骨外，还参与呼气运动。

腹外斜肌可以：
- 下拉肋骨，因而参与胸式呼气运动。
- 和腹横肌协同作用，缩小腹腔直径。
  （这种情况下，活动范围仅限于腰部。）
- 与腹直肌、腹横肌下部的肌纤维协同作用，收缩下腹部。

腹直肌：不牵拉白线的肌肉

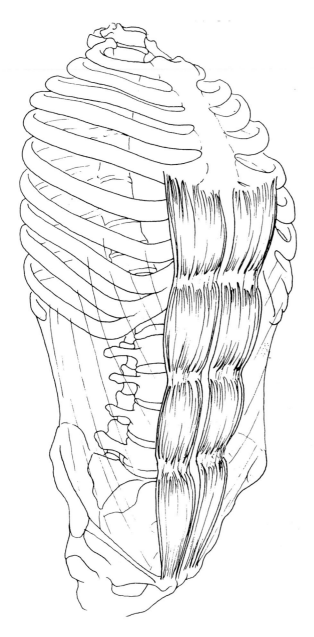

腹直肌上端附着在胸骨剑突和第5～7肋的肋软骨前面，下端附着在耻骨联合上缘。

它的肌纤维顺着腹部正面纵向向下延伸，中间不断被腱划隔断。这种排列方式形成了腹直肌典型的"方块"形状。

腹直肌除了可以使脊柱侧屈和前屈外，还参与呼气运动。它可以：
- 下拉胸骨和下部肋骨，在前部参与胸式呼气。
- 使骨盆后倾，在剧烈呼气时帮助充分闭合腹前部。
- 在腹前部协助其他3种扁肌所进行的"防护"活动。

腹直肌有一大优势，那就是它不会像腹外斜肌、腹内斜肌和腹横肌一样牵拉白线。因此，利用腹直肌使腹部回缩来进行呼气是很有益的。（为了实现这一点，需要记得活动腹前部。）我们可以通过舒缩腹直肌下部的肌纤维来放松或绷紧下腹部。当然，这需要和其他腹肌下部的肌纤维协同作用。腹直肌在呼气运动的初始阶段起作用。

盆底肌：呼吸运动的基础结构

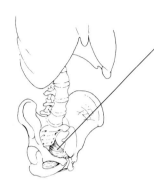

盆底肌是位于骨盆底部的肌肉，构成了躯干的底。

盆底肌分为两层。

－ 浅层盆底肌。此处不作详细介绍，因为浅层盆底肌与呼吸运动基本无关。

－ 深层盆底肌。包括肛提肌和尾骨肌。

深层盆底肌的形状类似一只碗。

肛提肌

肛提肌为一对四边形薄扁肌，起于骨盆两侧壁，沿耻骨至坐骨棘以及骶骨中段走行。

男性肛提肌的前端为阴囊壁，是闭合的。

女性肛提肌的前端有个裂孔，称为"盆膈裂孔"，

与外阴相连。

尾骨肌

尾骨肌起于坐骨棘，向后延伸至骶骨和尾骨。它使"碗"的后部形状更加完整。

这些肌肉在呼吸时是如何运动的呢？

由于肌肉块头太小，它们在呼气时的运动幅度不大。即使在相邻的其他肌肉的帮助下，它们也无法抬升腹部"水袋"（整个腹部可以比作一个水袋）。

然而，盆底肌对于呼吸来说是必不可少的，它是呼吸运动的基础结构。

在吸气或呼气中，无论盆底肌受到何种压力，它都可以调节肌肉紧张度，使之既不过于紧绷，也不过于放松。

在某些呼气运动中，盆底肌是引导腹壁肌肉"上升式"收缩的基础（见第137页）。

作用于肋部的呼气肌

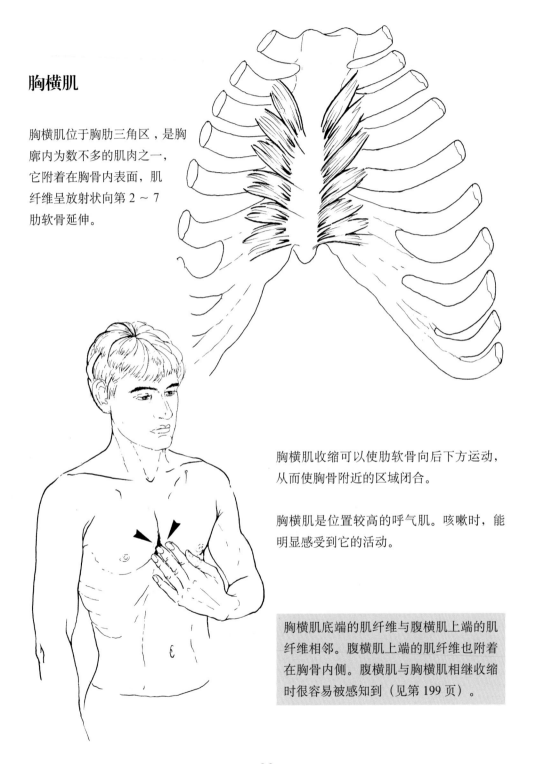

胸横肌

胸横肌位于胸肋三角区，是胸廓内为数不多的肌肉之一，它附着在胸骨内表面，肌纤维呈放射状向第 2 ～ 7 肋软骨延伸。

胸横肌收缩可以使肋软骨向后下方运动，从而使胸骨附近的区域闭合。

胸横肌是位置较高的呼气肌。咳嗽时，能明显感受到它的活动。

胸横肌底端的肌纤维与腹横肌上端的肌纤维相邻。腹横肌上端的肌纤维也附着在胸骨内侧。腹横肌与胸横肌相继收缩时很容易被感知到（见第 199 页）。

90

腰方肌

腰方肌从第 12 肋向髂嵴延伸，并与所经过的腰椎横突连接。

腰方肌可以通过下拉第 12 肋而参与到呼气运动中。

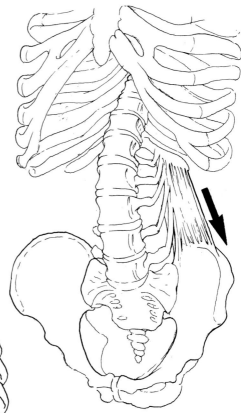

下后锯肌

下后锯肌从上部腰椎（第 1、2 腰椎）和底部胸椎（第 10 ~ 12 胸椎）延伸到后 4 ~ 5 肋。

下后锯肌可以通过下拉下部肋骨而参与到呼气运动中。

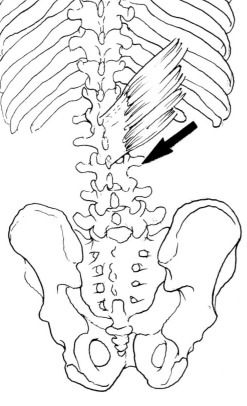

腰方肌和下后锯肌的功能体现在躯干后面。如果在胸式呼气中让这两个肌肉发挥主要作用，例如当我们鼓肚子呼气时，就会感受到来自腰背部的肌肉活动。

肋间肌：功能可变的呼吸肌

肋间肌存在于肋骨之间，可分为两组，分别为肋间外肌和肋间内肌，两组肌肉交叉重叠。

肋间外肌

它的肌纤维向前下方斜行。

肋间内肌

它的肌纤维向后下方斜行。

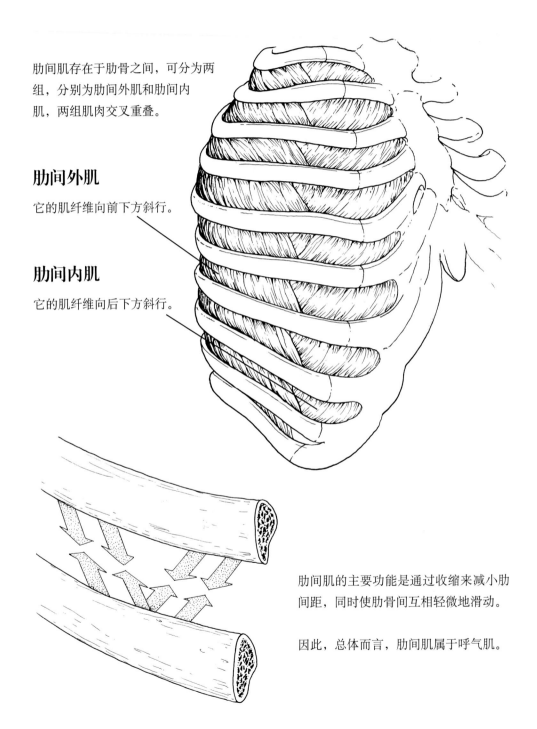

肋间肌的主要功能是通过收缩来减小肋间距，同时使肋骨间互相轻微地滑动。

因此，总体而言，肋间肌属于呼气肌。

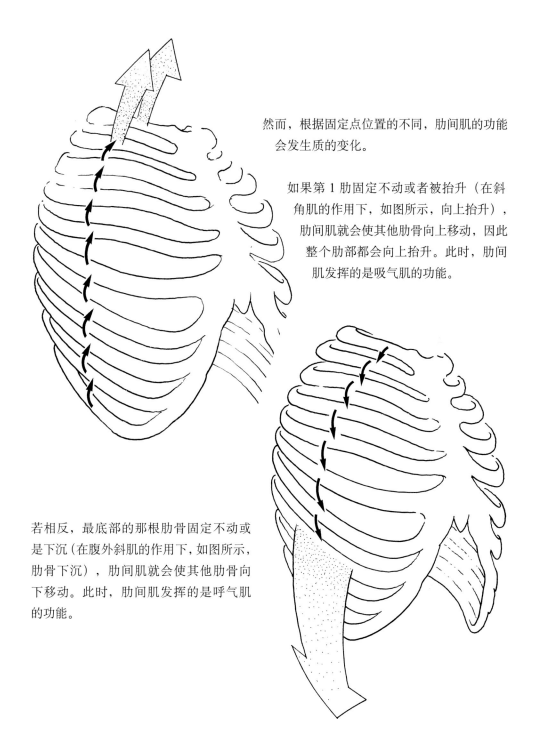

然而，根据固定点位置的不同，肋间肌的功能会发生质的变化。

如果第 1 肋固定不动或者被抬升（在斜角肌的作用下，如图所示，向上抬升），肋间肌就会使其他肋骨向上移动，因此整个肋部都会向上抬升。此时，肋间肌发挥的是吸气肌的功能。

若相反，最底部的那根肋骨固定不动或是下沉（在腹外斜肌的作用下，如图所示，肋骨下沉），肋间肌就会使其他肋骨向下移动。此时，肋间肌发挥的是呼气肌的功能。

肋间肌通常是在静态收缩中工作的。整体看来，肋间肌就像一层连接所有肋骨的薄片。因此，一根肋骨活动会牵动相邻肋骨，甚至是整个肋部的活动。

呼吸运动中的主要作用力

在第 8 ~ 11 页中描述的呼吸运动是由多种作用力引起的。在第 67 ~ 93 页中，我们对相关肌肉对吸气、呼气以及呼吸停顿的作用进行了介绍。然而，肌肉的这些作用不一定总是通过收缩来实现，肌肉具备的其他特性也能对呼吸运动产生影响。

总而言之，肌肉的运动和其他许多作用力交织在一起，共同服务于呼吸动作。这些作用力有时甚至会成为呼吸动作的主导者，如重力、支撑物的作用、肺的弹性回缩力，甚至是骨骼的刚性阻力。

本部分主要介绍一些常见的作用力以及这些作用力在不同情况下的组合。

肌肉在呼吸运动中发挥多种功能

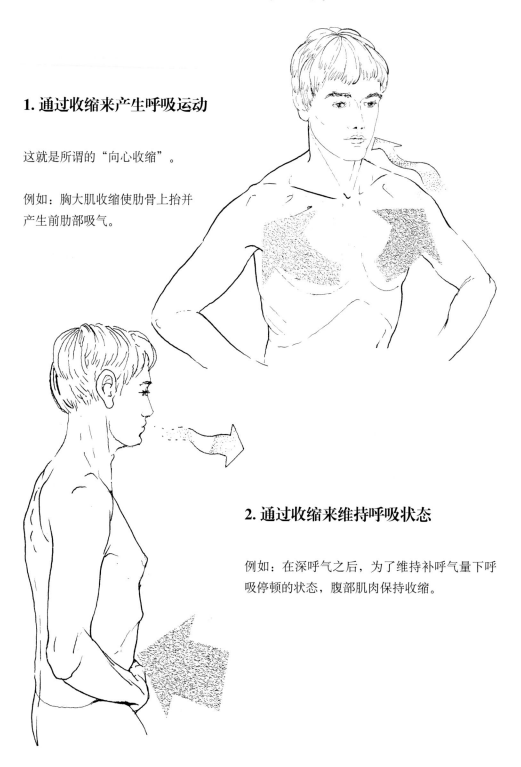

1. 通过收缩来产生呼吸运动

这就是所谓的"向心收缩"。

例如：胸大肌收缩使肋骨上抬并
产生前肋部吸气。

2. 通过收缩来维持呼吸状态

例如：在深呼气之后，为了维持补呼气量下呼
吸停顿的状态，腹部肌肉保持收缩。

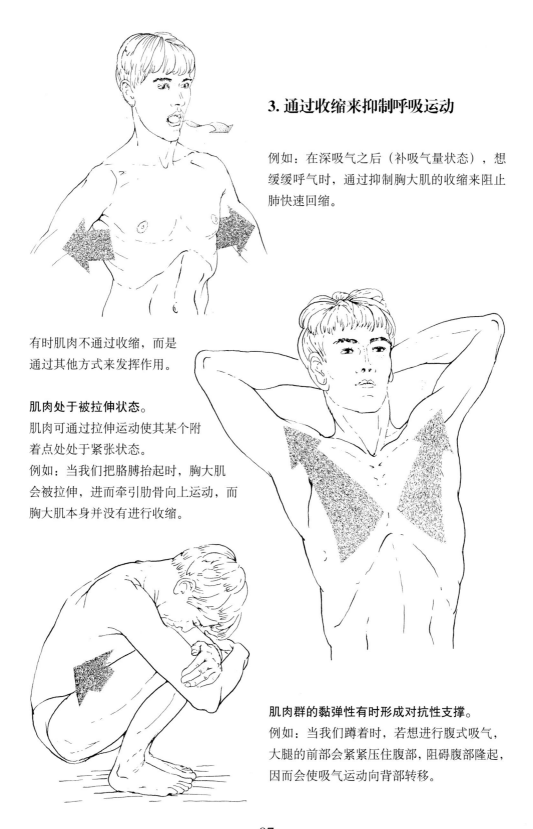

3. 通过收缩来抑制呼吸运动

例如：在深吸气之后（补吸气量状态），想缓缓呼气时，通过抑制胸大肌的收缩来阻止肺快速回缩。

有时肌肉不通过收缩，而是通过其他方式来发挥作用。

肌肉处于被拉伸状态。
肌肉可通过拉伸运动使其某个附着点处处于紧张状态。
例如：当我们把胳膊抬起时，胸大肌会被拉伸，进而牵引肋骨向上运动，而胸大肌本身并没有进行收缩。

肌肉群的黏弹性有时形成对抗性支撑。
例如：当我们蹲着时，若想进行腹式吸气，大腿的前部会紧紧压住腹部，阻碍腹部隆起，因而会使吸气运动向背部转移。

肺的弹性回缩力

肺弹性组织是呼吸运动的重要参与者。

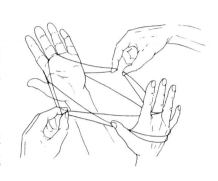

回顾一下第 49 页的内容。从力学角度来看，肺如同弹力线一样可以拉伸与回缩。不是一根线，肺就像在手中拉伸、缠绕而成的线网。

肺具有一定的开放性，允许外力介入对其进行拉伸——此时会表现为肺扩张。与此同时，肺会对抗这种拉伸，一旦外力停止，它就会恢复原来的状态。

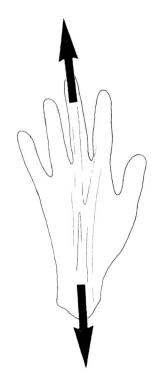

本书采用"肺弹性组织"这一说法，将左肺和右肺看作一个弹性物质整体。

"三维"弹性

如果想形象地感受一下肺的弹性，我们可以试着用力拉扯一只医用橡胶手套。
可以多方位地体验一下。

用两只手拉扯手套，一只手向上拉，一只手向下拉。这时，你会感到两只手都受到了来自手套的回缩力。这可以模拟肺在垂直方向上的弹性。

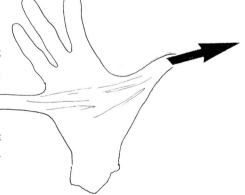

也可以一只手向右拉，一只手向左拉。这时，你也能感受到来自手套的回缩力。这可以模拟肺在水平方向上的弹性。

还可以一只手向前拉，一只手向后拉。这时，你同样能感受到来自手套的回缩力。这可以模拟肺在前后方向上的弹性。

在绝大多数类型的吸气运动中，需要一定的作用力来
拉伸肺部，而肺部会对抗这种拉伸。是肺的弹性
回缩力在对抗吸气。肺的弹性回缩力大小取决于
吸气量的多少（见第 106 ~ 111 页）。

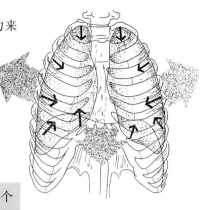

通常，人们会从另一个
角度来看待吸气这一现
象：认为是肺产生了作
用力，从而使胸腔扩大。

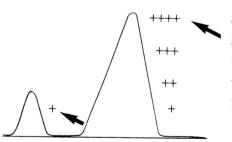

**肺的弹性回缩力是大多数类型的呼气运动中的
关键作用力。**

在呼气运动中，发挥主要作用的通常不是来自
肌肉（呼吸肌）的力量，而是肺的弹性回缩力。
然而，仅仅依靠肺的主动回缩无法完全排空肺
内的气体。也就是说，当肺的弹性组织回归原
本的状态后，肺内依旧有气体留存。（留存的
气体量称为"残气量"。）

肺的弹性回缩力是可变的。

肺的弹性回缩力是很强的，尤其当肺被强力拉
扯时。

例如：补吸气量状态下的肺，其弹性回缩力比
潮气量状态下吸气时的肺弹性回缩力要大。

肺的弹性回缩力间接促进了除呼吸以外的许多运动，例如腹部回缩、内脏活动、使肋部恢复正常状态、挺
直腰部以及颈部等。

重力

不同的身体姿态下，重力对呼吸的影响是不同的，有时会促进吸气，有时会促进呼气。接下来将重点讨论两种情况。

1. 重力与膈肌

注意：膈肌通过腹膜与腹部内脏相连。
膈肌收缩时会下降，向骨盆靠近。重力作用于腹部，如同作用在一个"水袋"上，身体姿态不同，"水袋"的位置也不同。

a. "水袋"的运动方向可能与膈肌的运动方向相同
例如：当人站立时，腹部位于膈肌之下，并不会阻碍膈肌下降。重力的作用方向与吸气时膈肌的运动方向相同。

b. 膈肌在"水袋"的影响下比在收缩时产生更大的位移
腹肌不收缩时就属于这种情况。此时，腹腔内脏整体向腹前部凸出。

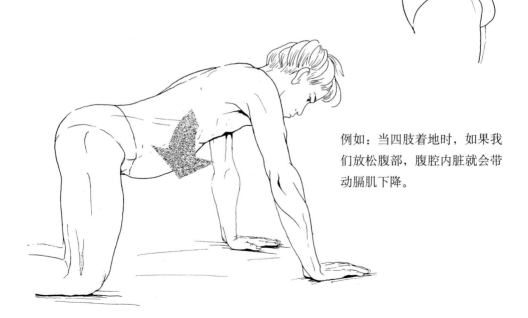

例如：当四肢着地时，如果我们放松腹部，腹腔内脏就会带动膈肌下降。

换个例子：当我们采用站姿，腹部完全放松时，腹腔内脏
会向前下方落下，从而带动膈肌下降。

**此时的吸气运动是被动发生的。此外，腹部的重量会阻碍
呼气运动。**

不是因呼吸肌收缩而产生吸气运动有两种情况，这是其中
一种（第二种情况会在第 111 页进行说明）。

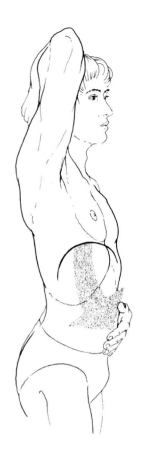

唱歌时，在补呼气量状态下深呼
气后，为了快速吸气可以采用上
述技巧。

如果腹部赘肉较多，上述情况会
更明显——前凸的腹部会牵拉膈
肌甚至整个胸廓。

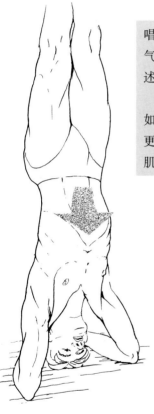

c. "水袋"压迫膈肌

例如：倒立时，膈肌收缩需要克服腹部内脏的重量。因此，
它需要更努力地工作。

侧卧时，腹部"水袋"的压力略减，压力主要落在处于
下部的半块膈肌上。

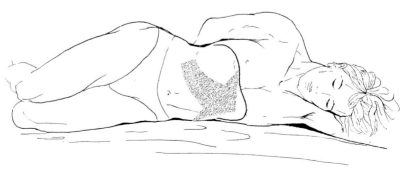

2. 重力与胸廓

站立时，重力会使肋骨下沉，因而重力的作用方向与呼气状态下肋骨的运动方向相同（这是最常见的情况）。

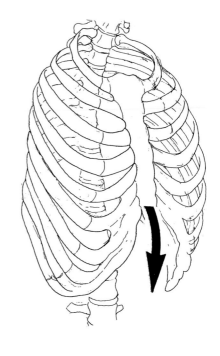

倒立时或处于其他头低脚高位时，重力的作用就不是使肋骨下沉而是使之上升了，此时重力的作用方向与吸气状态下肋骨的运动方向相同。

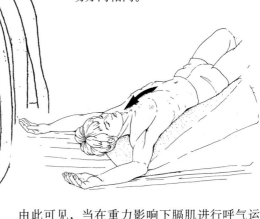

由此可见，当在重力影响下膈肌进行呼气运动时（通过推动膈肌向胸腔方向运动，见第101页），也在引导着肋部做吸气运动（正与此处情况一样）。因而，重力对肋部和膈肌的影响通常是相反的。

102

骨骼

骨骼通过其刚性参与呼吸运动（在呼吸系统中，其刚性有所变化），并与其他作用力共同作用。

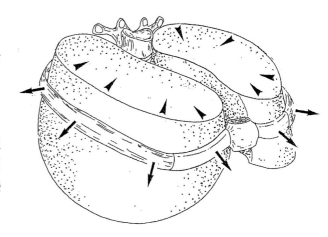

— 肋弓的半刚性可以抑制肺的弹性回缩。

— 肋骨的半刚性使其可以服务于吸气肌和呼气肌牵引力的过渡，从而引导某些活动向某个具体方向进行。

— 脊柱的半刚性会影响躯干尤其是胸廓的运动，进而影响呼吸。

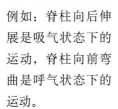

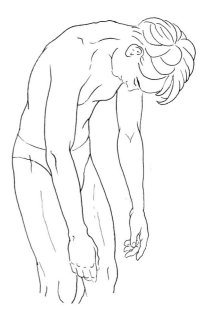

例如：脊柱向后伸展是吸气状态下的运动，脊柱向前弯曲是呼气状态下的运动。

不同呼吸量状态下的作用力

为什么有些吸气运动是被动的，而有些是主动的呢？为什么呼吸停顿既可能在休息状态下也可能在剧烈运动状态下发生呢？

根据呼吸的时长或呼吸量的不同，作用力可以完全改变体内发生的运动。

为了理解不同呼吸运动在人体中是如何进行的，我们需要了解主要作用力是怎样根据呼吸量的变化来发挥作用的。

本部分会详细介绍不同呼吸量状态下这些作用力在呼气、吸气以及呼吸停顿时的情况。

第 15 ~ 19 页介绍的多种呼吸量通常会依次出现在同一呼吸过程中，这个过程伴随着多种作用力的转换，而我们通常意识不到这些变化。

因此，建议大家拿出一定的时间来详细阅读之后几页的内容，以便能够快速辨别不同呼吸量状态下的作用力。最好做到在练习这些呼吸动作时能够实时辨别相关作用力。

接下来的内容分析的是站立时正常匀速呼吸的情况。

潮气量状态下的呼吸作用力

1. 吸气时

吸气肌收缩，打开肺部。[①]
[由于潮气量的数值较小，所以通常只有膈肌参与活动
（见第122页）。此时，只有肺底被打开。]

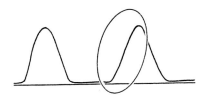

在这种吸气量状态下，因为吸气运动的幅度很小，所以无须过多的肌肉参与以及强有力的收缩。

进行这一吸气动作时，肺被轻微地拉扯着，因而肺弹性回缩力的增加是缓慢的。此时，呼气肌处于放松状态。

简而言之，潮气量状态下吸气时，以下因素在起作用：
－ 吸气肌的适度收缩；
－ 呼气肌的放松；
－ 肺受到的轻微拉扯力。

如果吸气时中断呼吸：
－ 吸气肌会保持收缩状态，"静止不动"；
－ 吸气肌使肺维持在被拉伸的状态。
从肌肉运动的角度看，这属于活跃的
呼吸停顿状态。

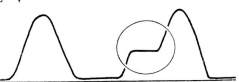

---

①若人体处于站立状态，肺部的打开可能是由于重力的影响。（见第101页。）

2. 呼气时

- 被轻微拉扯的肺回缩到原来的状态。肺内的气体被部分排出，剩余的气体量是补呼气量和残气量的和。

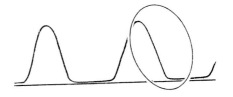

- 吸气肌处于放松状态（在第 109 页我们将了解到吸气肌的状态在不同情况下或许需要有所区别）。

- 潮气量状态下的呼气过程中，呼气肌不参与活动。

潮气量状态下的呼气运动与放松运动和休息相关。

这一点大家必须牢记。这种呼气是非常放松的。这与我们一般认为的相反。

简而言之，潮气量状态下呼气时，以下因素在起作用：
- 肺的弹性回缩力；
- 肌肉放松，包括吸气肌和呼气肌的放松。

如果在呼气过程中中断呼吸：
吸气肌保持收缩状态，"静止不动"，以对抗肺的回缩。吸气肌的收缩力不大，因为此时肺的弹性回缩力很小。

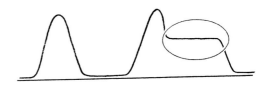

如果在呼气动作完成后中断呼吸：
吸气肌重回休息状态，肺处于放松状态。

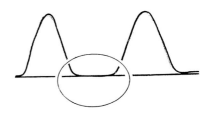

第 141 页将对这一时刻的状态进行详细分析。

补吸气量状态下的呼吸作用力

1. 吸气时

相对于潮气量状态来说，吸气肌在补吸气量状态下更大限度地打开了肺部。因此，参与其中的吸气肌可能多一些，作用力也大一些。

－可能只有一种吸气肌参与，但作用力很大。

－可能有好几种吸气肌共同参与，但每种吸气肌的作用力都不大。

－也可能有好几种吸气肌共同参与，而且每种吸气肌的作用力都比较大。

相对于潮气量状态，此时肺受到的拉扯力较大。呼气肌处于放松状态，以便肺扩张。

上三种情况中的作用力大小不同，补吸气量的数值也不同。

如果作用力增大，补吸气量就会增加：

－吸气肌加强收缩；

－肺的弹性回缩力加大；

－呼气肌越来越放松。

> 补吸气量状态下的吸气运动与惊醒、运动突然加速等相关。

深吸气末，这些作用力会达到极限。尤其是肺的弹性组织，因为此时处于极度紧张状态，所以具有非常强的弹性回缩力。

简而言之，补吸气量状态下吸气时，以下因素在起作用：

－吸气肌的大幅度运动；

－肺的弹性组织受到强烈拉扯；

－呼气肌的放松。

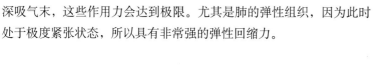

如果在补吸气量状态下的吸气过程中停止呼吸：

在呼吸停顿之前，致力于打开肺部的吸气肌为了维持肺的打开状态将继续保持收缩——吸气肌努力维持静止收缩状态。从肌肉的角度看，这属于活跃的呼吸停顿状态，尤其当补吸气量很大时。

2. 呼气时

受到强烈拉扯的肺要回归正常状态。补吸气量数值回归的过程中，起初需要很大的作用力，然后随着呼气作用力的逐渐变小，呼吸量的数值逐渐恢复到潮气量状态。

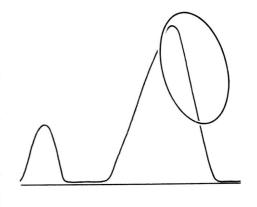

补吸气量很大的状态下缓慢呼气时，因为肺的弹性回归力非常强，所以相关吸气肌要收缩，以对抗肺的弹性回缩力。

这些肌肉收缩的目的不是为了吸气，而是要抑制快速呼气。这种收缩被称为"离心收缩"。

呼气肌处于放松状态。尽管补吸气量状态下的呼气运动幅度很大，但它不是通过呼气肌来完成的。

补吸气量状态下的吸气运动幅度很大，但呼气运动幅度更大。

简而言之，补吸气量状态下呼气时，以下因素在起作用：
－ 来自肺的弹性回缩力；
－ 来自吸气肌的抑制快速呼气的力；
－ 呼气肌的放松。

如果在补吸气量状态下的呼气过程中停止呼吸：
抑制肺弹性回缩的吸气肌会保持收缩，处于静止收缩状态。
如果在深吸气末停止呼吸，吸气肌的收缩强度会更大。

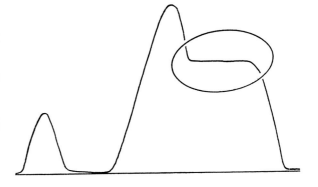

第 108 ～ 109 页述及的所有补吸气量状态下的呼吸，包括呼吸停顿，都可以用来锻炼吸气肌的力量。

补呼气量状态下的呼吸作用力

1. 呼气时

潮气量状态下或补吸气量状态下呼气时，肺内还留有相当一部分气体，这部分气体无法通过肺的弹性回缩来排出，因为此时肺的弹性回缩已经结束。

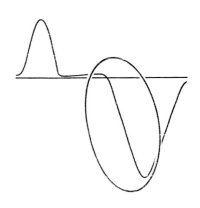

因此，要想进一步排出这部分气体，就要对肺施加一定的压力。这个压力来自呼气肌的收缩：

– 可以是呼气肌努力使肋部下沉；

– 也可以是呼气肌抬升整个腹部；

– 还可以是两种情况同时发生。

（见第 134 页 "两大呼气类型"。）

上述运动幅度越大，补呼气量就越大。

此时，肺的弹性组织完全没有被拉伸；正相反，肺组织被折叠，像被揉皱了一样。胸廓呈闭合状态，肋骨扭转。

综上所述，补呼气量状态下呼气时，以下因素在起作用：

– 呼气肌的向心收缩；

– 被压缩的肺组织以及其对这种压缩的抵制；

– 肋骨大幅度下降以及扭转；

– 吸气肌的放松。

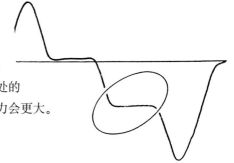

如果在补呼气量状态下的呼气过程中停止呼吸：

呼气肌会保持静止收缩状态，以便维持目前所处的呼气状态。当补呼气量很大时，呼气肌的作用力会更大。

补呼气量状态下的呼气运动可用于锻炼呼气肌的紧张度与促进被动式吸气的发生（见第 111 页）。

2. 吸气时

呼气的强度不同，肺将受到不同程度的压缩。

肋骨会下沉并呈现不同程度的弯曲。

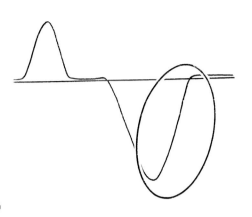

由此可见，此时想要吸气，起初只需放松用于维持肺部压缩和肋骨弯曲的肌肉即可。简单来讲，就是放松呼气肌。
肋骨的弹性会促使它恢复原状，这会使肺逐渐回到潮气量状态下呼气末时的大小。这些力量足以促进补呼气量状态下的再次吸气。[①]

吸气中无须肌肉收缩的情况只有两种，这是其中之一。这种吸气运动有一大特点，那就是"放任自流"。这种吸气方式通常发生在放松的时候。

简而言之，补呼气量状态下吸气时，以下因素在起作用：
– 呼气肌的放松；
– 肋骨的弹性；
– 肺组织恢复到未压缩时的状态；
– 吸气肌的放松。

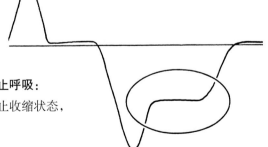

如果在补呼气量状态下的吸气过程中停止呼吸：
呼气肌需要结束放松状态，迅速进入静止收缩状态，
以防肋骨回弹和肺扩张。

①之后，为了吸入更多的空气，需要在吸气肌的作用下再次拉伸肺部——我们又进入到潮气量状态下吸气的初始阶段（见第106页）。

与呼吸速度相关的作用力

正如第 22 页所述，之前所有介绍过的呼吸运动都可以以不同的速度进行。
因此，与其相关的作用力也是多种多样的。

主要有两种方法来提高呼吸运动的速度。

一是减小气体在呼吸道中的阻力。
当人体患有某些呼吸系统疾病时，呼吸道会因某些原因而缩窄或者被分泌物堵住。
人体也可以主动控制某些部位的开合来改变呼吸道的畅通程度，比如声门、软腭、
咽部、口腔、唇部等（见第 118 页"闭合阻碍"）。

二是加大呼吸时的作用力。
（注意：这些作用力并不总是指呼吸肌的收缩力。）

相应地，也主要有两种方法来降低呼吸运动的速度。

一是增大气体在呼吸道中的阻力。比如，可以闭合声门、咽、口唇等。

二是减小或抑制那些促进呼气的作用力。比如，在补吸气量状态或潮气量状态下呼
气时，抑制肺弹性回缩；在补呼气量状态下呼气时，降低呼气肌的收缩力度。

第 106 ~ 111 页介绍的每一种呼吸量中的作用力都是可以调节的，从而改变呼吸动
作的速度。

与呼吸相关的
解剖结构之间的关系

两个不可分离的腔体

呼吸在胸腔和腹腔间产生特定的运动。这两个腔体在运动机制上有很大的不同。

膈肌既将这两个腔体隔开，又使它们相连。膈肌通过胸膜和心包与胸腔相连，通过腹膜与腹腔相连，它就像两个腔体之间的"双面胶"。

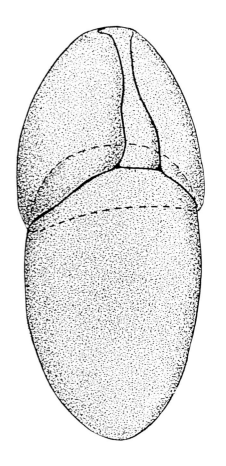

除此之外，膈肌还是一层可变形、可收缩且具有弹性的肌肉。

胸腔和腹腔不可分离。因此，尽管从内脏的角度来看，呼吸运动发生在胸腔内，但从人体运转的角度来看，胸腔内发生的运动与腹腔内发生的运动是不可割裂的。

腹腔内发生的运动可以对胸腔产生影响，进而影响呼吸。

这就是为什么呼吸动作总是可以通过各种方式让两个腔体同时发生变形的原因。

呼吸的形式多种多样，同时也使参与呼吸运动的人体组织有除呼吸运动以外的多样化活动。第 142 ~ 144 页会谈到其中一些活动。

因而，我们现在需要认真学习关于这两个腔体的一些知识。具体包括：
- 它们的解剖结构；
- 它们外围物的运动机制；
- 它们内含物的运动机制。

胸腔

胸腔的内含物有哪些?

大部分都是空气 (位于肺内)。空气是可以变形的,同时具有弹性,也就是说,既可以对其增压也可以对其降压。因此,可以在胸腔内创造高气压或低气压的环境。

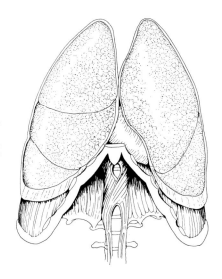

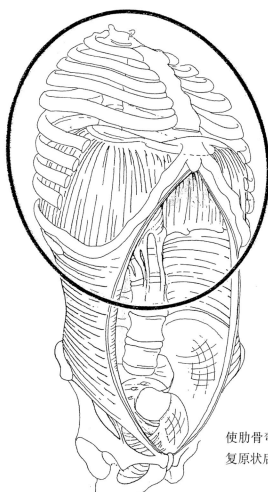

胸腔中还有肺组织。肺组织可以变形且具有弹性,也就是说,可以对其进行拉伸,且如果在拉伸后放开,它会回到初始状态;如果持续对其进行拉伸,进而产生弹性回缩力,肺会牵引周围的组织向它靠近。

胸腔的外围物有哪些?

胸腔被胸廓包围着。胸廓具备以下特性 (从某种意义上说):
- 半刚性;
- 可变形性,尤其是肋弓部分;
- 弹性。

使肋骨弯曲变形可以改变胸廓的形状。肋骨恢复原状后,胸廓也会恢复原状。

胸廓的活动依赖于肌肉的收缩和肋骨的弹性。

115

腹腔

腹腔的内含物有哪些?

腹腔内有很多内脏,我们可以把腹部比作一个"水袋"。

腹腔具有可变形和不可压缩的特性:这个"水袋"任何一处发生变形都会引起其他位置上的变形。

腹腔的这一特性对解释腹部为什么以及如何在腹式呼吸中发生位移及变形很重要。

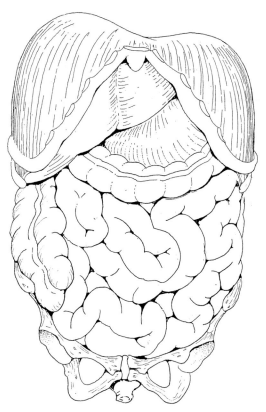

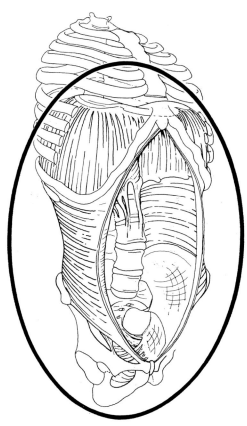

腹腔的外围物有哪些?

腹腔的"保护壳"由以下几部分构成。

——一些骨性结构。包括肋弓、腰椎和骨盆。

——一些肌肉。具体来说,上面为膈肌,四周是腹肌,下面为盆底肌。

骨性结构中,肋弓、腰椎的可变形性较强,而骨盆则非常稳定,可变形性很差。

肌性结构和其他肌肉一样,可收缩且具有弹性。

膈肌和肺的弹性组织

膈肌收缩时，肺向下（向骨盆方向）移动。

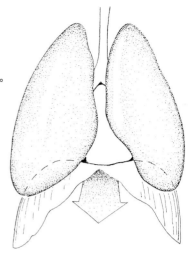

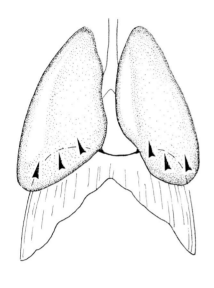

相反，膈肌放松时，肺会向上（向头部方向）移动，膈肌会与之一起移动。

因此，这两种情况下力的作用方向是相反的。

人们对这二者关系的理解常常是反的：人们通常以为肺以膈肌为支撑或膈肌向上运动从而推动肺向上移动。

胸廓与肺的弹性组织

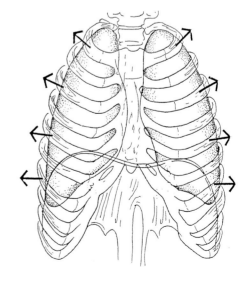

如果胸廓被打开，肺会被（向两侧且从前向后）拉扯且体积变大。

相反，若胸廓不再维持打开状态，那么肺就会回缩到初始状态。

闭合阻碍

无论是吸气时还是呼气时，呼吸都表现为气体的流动。在呼吸运动转换方向时，气体停止流动，这被称为"呼吸停顿"，包括吸气后的呼吸停顿和呼气后的呼吸停顿。人体也可以有意识或无意识地阻碍气体流通，造成呼吸停顿。

完全闭合阻碍

一些阻碍会完全关闭呼吸道，此时的呼吸道就像一个被拧紧的水龙头。本书中把这种阻碍称为"完全闭合阻碍"。

例如：

－闭合声门；

－舌根紧贴咽部；

－紧闭嘴巴和捏住鼻子。

上述情况下，无论是吸气还是呼气，气体的流通都是完全阻断的。

部分闭合阻碍

我们也可以部分关闭呼吸道而形成部分闭合阻碍：

－不完全关闭声门，仅允许极少的气体流通；

－口唇微闭；

－舌根不完全贴住咽部。

闭合也可以采取不同的速度、断断续续地产生，从而让相应的部位产生有规律的振动，形成不同的声音。

例如：

－我们可以通过用嘴呼气让嘴唇产生振动，发出像马跺脚的声音；

－我们可以让软腭拍打舌面，在吸气时发出鼾声；

－我们可以让气流振动喉部，发出"隆隆"声；

－我们还可以让气流振动声带，发出高频振动的声音。

因此，声音是部分闭合阻碍的一种表现形式。

有时多种闭合阻碍可以同时产生，效果叠加。

闭合阻碍的产生也可能是由于疾病（这种情况此处不作阐述）。

闭合阻碍抑制了气体的流通，因而延长了吸气和呼气的时长。

某些时候，闭合阻碍可能是有利的，比如当我们想要慢慢地、细致地体验呼吸量的时候。

补吸气量状态下呼气时吸气肌紧绷，闭合阻碍让吸气肌得以放松。

闭合阻碍可以调节两个腔体之间的压力，使其升高或降低。

滞留阻碍

人体可以在不发生任何闭合阻碍的情况下主动地中断气体流通。例如：充分吸气，然后在呼气时打开口腔和声门，放松鼻部，在保持"通道畅通"的情况下中断、停止呼气。

这是一种不需要"拧紧气体阀门"的呼吸停顿。

那么，这种呼吸停顿是怎样产生的呢？它的产生是由于一种作用力的介入，这种作用力可以让肺维持打开状态，阻止其弹性回缩。呼气时，这种具有"打开"作用的力其实是吸气肌收缩产生的力。

这种用于抑制呼吸运动的阻碍被称为"滞留阻碍"。

我们可以通过保持肋部打开或膈肌下降以及这两种方式的综合作用来中断呼气。

在吸气时也可以体验这种滞留阻碍。比如：吸气，然后以同样的方式中断吸气。这种情况下，中断气体流通的力源于保持静止收缩状态的吸气肌。

滞留阻碍的作用在于调节声带处的压力，这是唱歌时经常采用的技巧（见第145页）。

主要呼吸类型以及相关组织
在呼吸运动之外的活动

腹式呼吸及其变体

腹式呼吸有时被称为"膈式呼吸"。事实上，这一呼吸方式与吸气发生的时机有关。（我们将在第 128 页谈论膈肌在呼气中扮演的角色。）

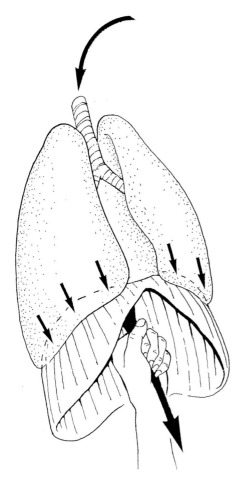

人们最常采用的呼吸方式就是腹式呼吸，它可用于满足休息状态时的呼吸量。

腹式吸气是怎样产生的?

腹式吸气的产生主要依靠两种机制。这两种机制将组织膈肌以不同的方式进行收缩。这两种机制有时也被称为"阶段Ⅰ"和"阶段Ⅱ"[①]，它们可以合并进行，也可以交替进行。

腹式吸气机制Ⅰ（阶段Ⅰ）

我们假设膈肌在肋部周围的附着点是固定不变的，膈肌中心可移动，因而膈肌收缩会使膈肌中心朝骨盆方向移动。（若人体呈站姿，那么可以说膈肌中心向下移动，也可以说膈肌下降。）

这种"下降"在膈肌上方表现为位于肺底的胸膜向下移动。

---

①注意："阶段Ⅰ"和"阶段Ⅱ"是一种惯用表达。与其字面意思不同的是，这两个阶段没有时间先后之分，或者说不一定有时间先后之分。

肺内因而产生了负压。

由于负压的出现，使外部的空气被压进肺内，于是
就表现为吸气。

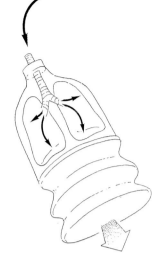

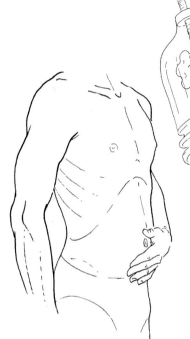

在膈肌下方，这种下降的压力作用于腹部"水袋"上，
使其变形。最容易发生变形且变形最明显的地方是腹
前部，因为此处没有任何骨性结构妨碍呼吸运动。这
就是为什么膈式呼吸被称为腹式呼吸的原因。

在接下来的内容中，我们将了解到腹部"水袋"也会
通过其他许多方式发生变形。

注意：膈肌下降并非一种无须任何努力的"下落"。
只有当腹部的肌肉完全放松而不约束腹部下沉时，才会产生这样的"自由下落"。

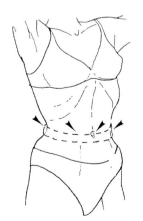

实际上，膈肌下降也会遇到很多阻力。这些阻力包括：
－肺的弹性回缩力。
－腹部可能存在的阻力。这种阻力可能会妨碍腹部变形，例如
身着较紧绷的衣服、系着腰带、腹肌处于收缩状态，或者体形
较为肥胖等。

因此，膈肌下降不是总会发生，或者说它也会受到限制。因而，腹式呼吸还有一种类型（见
第 126 页）。

腹式吸气机制 I 变体

膈肌收缩会影响到腹腔。如果某个区域的腹肌保持收缩，那么"水袋"就无法在此处自由变形，而是会在别处变形。这就导致大量组合的产生，这些组合就是腹式呼吸的变体。

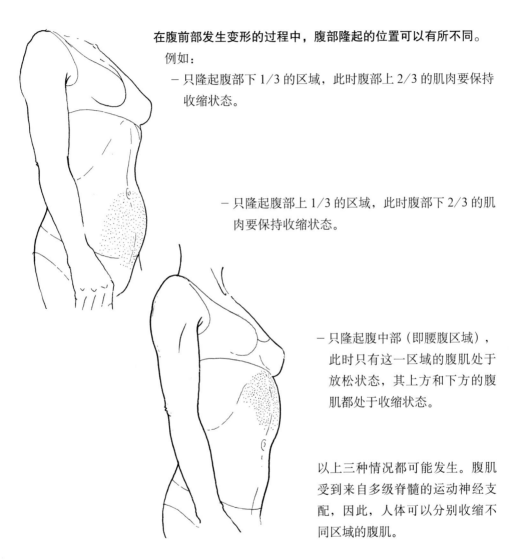

在腹前部发生变形的过程中，腹部隆起的位置可以有所不同。

例如：

- 只隆起腹部下 1/3 的区域，此时腹部上 2/3 的肌肉要保持收缩状态。

- 只隆起腹部上 1/3 的区域，此时腹部下 2/3 的肌肉要保持收缩状态。

- 只隆起腹中部（即腰腹区域），此时只有这一区域的腹肌处于放松状态，其上方和下方的腹肌都处于收缩状态。

以上三种情况都可能发生。腹肌受到来自多级脊髓的运动神经支配，因此，人体可以分别收缩不同区域的腹肌。

同样，我们也可以通过收缩和放松不同部位的腹肌来让"水袋"发生不对称变形，比如只让腹部右半边隆起或只让腹部左半边隆起。

这意味着，我们需要让腹部相应部位对侧的腹肌保持收缩状态，而让要隆起侧的腹肌保持放松状态。

显然，我们可以进行不对称的呼吸运动。

124

我们还可以抑制"水袋"前部变形，而只让"水袋"后部变形。
这样我们会感到吸气时下背部隆起。

此时，我们需要让腹前部的肌肉（尤其是腹直肌）
保持收缩状态。这种呼吸方式被称为**"后腹式呼吸"**。

采用这种形式的腹式吸气同样可以进行分区域的
不对称变形。

我们还可以通过抑制所有腹腔内脏变形，让膈肌的
推动力只影响会阴。这种呼吸方式被称为**"会阴式腹式呼吸"**。

由此可见，这一机制下的腹式呼吸具有多种形式的组合。

腹式吸气机制 I 有哪些益处呢？
－ 在最低限度地使用肌肉的情况下，最大限度地提高体内外气体交换量。
－ 充分活动腹腔内脏，促进它们的血液循环，甚至可能强化腹腔内脏功能（比如有助
　 于防治便秘）。这种呼吸方式可能活动的是所有腹腔内脏，但如果我们刻意采取某
　 种只让特定内脏区域运动的呼吸方式，那么活动的就是那个特定的内脏。
－ 可以让躯干的上部（肋部和肩部）处于放松状态。

腹式吸气机制 I 有哪些弊端呢？
如果长期只采用这种呼吸方式的话，那么它的弊端就会显现出来。
－ 这种呼吸方式主要让肺下部参与呼吸，肺上部很少或者根本不参与呼吸。
－ 这种呼吸方式会推动整个腹部靠近骨盆，可能造成腹腔内脏下垂。
－ 这种呼吸方式胸廓的活动很小，可能导致胸廓僵化（常保持在呼气状态下的形状）。

见第 164 ~ 174 页"腹式呼吸机制 I"相关练习。

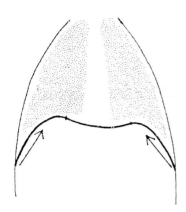

腹式吸气机制Ⅱ（阶段Ⅱ）

如果膈肌收缩时，中心部位保持不动，它就处于一个中心固定而四周部位运动的状态。

此时，膈肌的收缩会牵引肋弓向膈肌中心方向运动，也可以说，是向上运动。

因此，这种情况下，膈肌就成了肋骨的"提升器"。

由于肋骨的形状类似"水桶的手柄"，肋骨的侧向抬升会导致肋间距变大（见第37页）。

因而，我们也可以说膈肌是肋骨的"分隔器"。

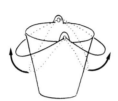

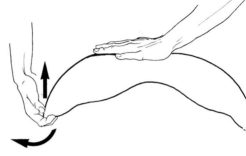

膈肌收缩还可以造成以下影响：

在膈肌中心下降到一定程度而无法继续下降时，腹前部不再继续隆起，转而在横向上发生变形。

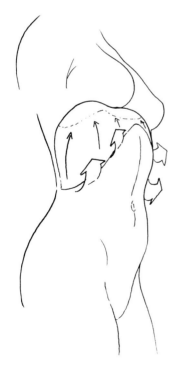

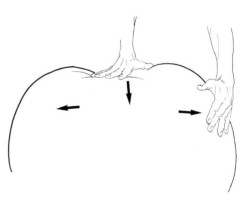

腹式吸气机制Ⅱ不仅会引起腹部隆起，还会促使肋骨抬升和分离。

126

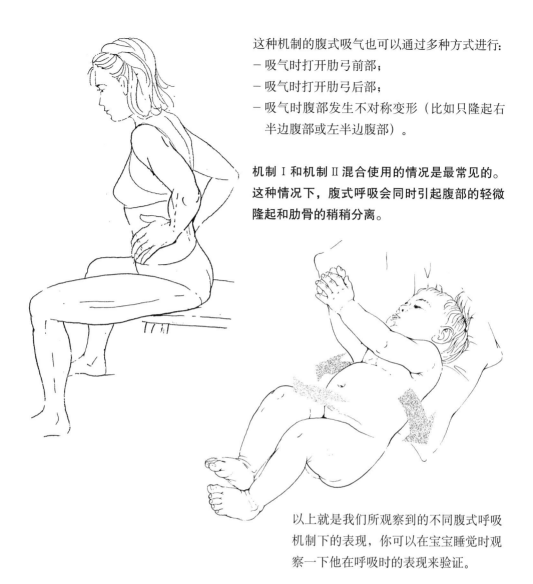

这种机制的腹式吸气也可以通过多种方式进行：

－吸气时打开肋弓前部；

－吸气时打开肋弓后部；

－吸气时腹部发生不对称变形（比如只隆起右半边腹部或左半边腹部）。

机制Ⅰ和机制Ⅱ混合使用的情况是最常见的。这种情况下，腹式呼吸会同时引起腹部的轻微隆起和肋骨的稍稍分离。

以上就是我们所观察到的不同腹式呼吸机制下的表现，你可以在宝宝睡觉时观察一下他在呼吸时的表现来验证。

腹式吸气机制Ⅱ有哪些益处呢？

－躯干中经常由于压力而收缩的区域（如上腹部）在这种呼吸方式下会得到锻炼。

－与腹式吸气机制Ⅰ相比，腹式吸气机制Ⅱ使腹部整体下沉的程度较大。

腹式吸气机制Ⅱ有哪些弊端呢？

这种机制下的吸气方式介于胸式呼吸和腹式呼吸之间，很难界定它属于胸式呼吸还是腹式呼吸。

见第 175 ～ 176 页"腹式吸气机制Ⅱ"相关练习。

膈肌与呼气

由于呼气时膈肌会上升，因而人们通常认为是膈肌上升引发了呼气。事实并非如此，膈肌上升并不是由于它自身的运动，而是其他原因导致的（呼吸量不同，对应的原因也不同）。

然而，呼气时，膈肌并不是处于完全放松状态的。它会保持一定的收缩状态以抑制肺弹性组织的快速回缩，而且在这一过程中，膈肌的收缩力会随呼吸量的变化而变化。

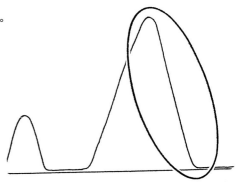

注意：呼气在下方示意图中表现为向下的运动，但膈肌在呼气时运动方向是向上的。

潮气量状态下呼气时，肺的弹性组织主导呼气运动（见第 107 页），抬升膈肌。膈肌会保持收缩状态以抑制肺快速回弹。但此时，膈肌的收缩力是很小的，可以说几乎不存在。

补吸气量状态下呼气时，肺的弹性回缩力比较大。因此，膈肌的收缩力也会相应增大，尤其当补吸气量较大且处于呼气初始阶段时，因为这个阶段肺的弹性回缩力最大（见第 109 页）。
注意：在任何情况下，膈肌收缩都不会引发呼气。膈肌只是呼气运动的阻碍者，它会抑制呼气运动，或者说调节呼气运动的速度。

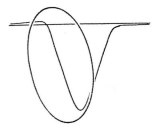

补呼气量状态下呼气时，在呼气肌的作用下，肺容积缩小，肺的弹性回缩力不再存在。此时，膈肌保持静态不动，不抑制呼气运动，但它会被抬升，这是一种被动的抬升。

胸式吸气及其变体

胸式吸气的机制

在胸式吸气中，胸廓直径扩大以促使肺部打开。在第 37 页我们已经了解到胸廓直径扩大是由于肋骨抬升。

肋骨抬升表现为：

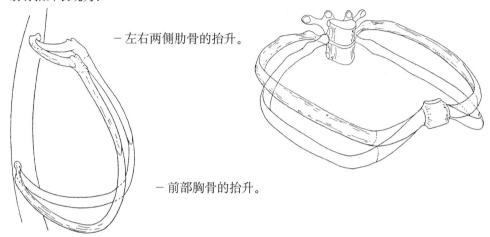

− 左右两侧肋骨的抬升。

− 前部胸骨的抬升。

总体来说，胸式吸气主要有两大方向上的运动：一个是侧向的，一个是前后方向的。

所有附着在肋骨上且肌纤维向上延伸的肌肉都可以参与到胸式吸气运动中。

每一种肌肉都控制着一种胸式吸气运动方向，这在之后的内容中会详细说明。

胸式吸气的变体

尽管胸式吸气局限于两个大方向之中，但其形式也是多样的。

− 可以调节两个方向上吸气运动的幅度。

− 可以同时发生两个方向上的吸气，从而完成补吸气量特别大状态下的吸气运动。

− 在同一吸气运动中，两个方向上的运动可以依次进行（比如说，从侧向底端胸式吸气
   转到肋部前上方的吸气）。

− 两个方向上的吸气运动幅度可以是不对称的。

− 吸气运动中发生方向变动的肋骨可以精确限制为 3 根或 4 根。

……

膈肌与周围器官运动的组合产生了形式多样的腹式呼吸，而胸式呼吸形式多样的原因却与之大大不同：**许多参与胸式吸气的肌肉可以独自使胸廓产生运动，且每种肌肉采取的方式各不相同。**

在第 75 ~ 93 页我们已经了解到：

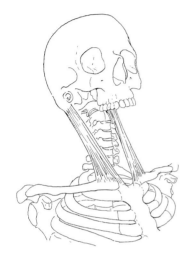

－斜角肌可以牵引前 2 肋向侧边移动。

－胸锁乳突肌可以牵引胸骨向前上方移动。

－前锯肌主要牵引第 7 ~ 10 肋向侧上方移动。

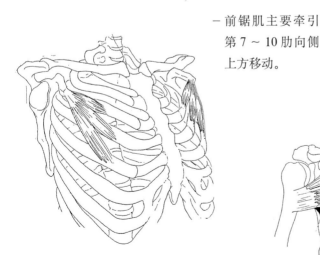

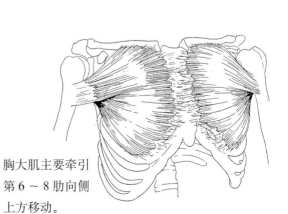

－胸小肌可以牵引第 3 ~ 5 肋向前上方移动。

－胸大肌主要牵引第 6 ~ 8 肋向侧上方移动。

－背阔肌可以拉伸脊柱，使胸廓向前抬升。

－肋提肌可以牵引肋骨向后上方移动。

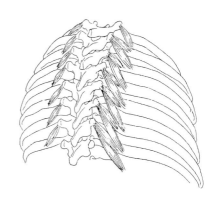

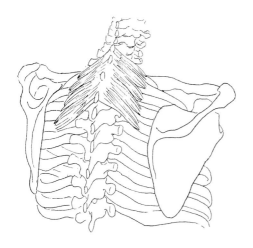

－上后锯肌可以牵引第 1～4 肋向后上方移动。

有多少种肌肉，就有多少种让胸廓运动的方式。

胸式吸气有哪些益处呢？
－可以使胸廓四周的肋部肌肉更加强壮。
－有助于胸廓维持打开状态（这对于久坐的人来说非常重要）。
－可以在腹式吸气的帮助下提高吸气量。
－常常伴随着肌肉张力的提升，使人活力增强。

胸式吸气有哪些弊端呢？
－效率不高。肌肉虽然做出了很大的努力，但吸入的空气却不多。
－当一个人有意识地进行呼吸时，且胸式吸气是他主要的吸气模式的话，那么这种呼
　吸模式就会显得过于局限，会阻碍对腹式吸气的探索与实践。
－可能导致胸部肌肉过度收缩和胸廓僵化。
－会大大增加相关肌肉的紧张度。
－胸式吸气使胸廓上部的肌肉活动占主导地位，因而当呼吸运动和身体日常活动同时
　发生时，可能带来躯干底部和顶部的"割裂"。（尤其是在声乐活动里，胸式呼吸
　和发声行为的区域都集中在头颈部，这会加剧这种割裂。）

见第 177～187 页"胸式吸气"相关练习。

极端胸式呼吸

极端胸式呼吸是胸式呼吸的一种。
在这种呼吸方式下，肋骨被最大
限度地打开，肺因而被拉伸，底
部上升，从而使整个腹部向它靠近。

结果：吸气过程中，肋部打开，与此同时，
腹部大幅度地回缩。

接下来，呼气时，肋
骨下降，肋部逐渐闭
合，腹部向下回落，
腹部隆起。

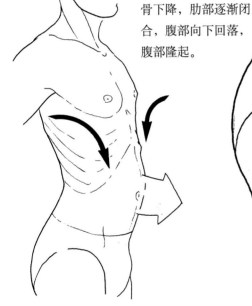

极端胸式呼吸与腹式呼吸完全相反。初级练习者在尝试进行腹式呼吸时，通常首先"找到"
的是极端胸式呼吸。为什么呢？因为这种呼吸方式需要胸式吸气肌的参与，它们的运动
肉眼很容易辨别，人体也很容易感受到它在皮肤下的活动，而正如我们在第74页中所说，
膈肌的收缩是很难感知的。

因此，当初级练习者尝试练习某种呼吸时，他很可能首先探索的是胸腔内的运动。

这就是为什么学习腹式呼吸时通常需要先规避极端胸式呼吸的原因。

在习惯了进行极端胸式呼吸后，改善这一情形的方法之一就是从练习腹式呼气开始。这种方法可以让腹部立即进入再次吸气状态（见第166页实用练习）。

极端胸式呼吸有哪些益处呢？
- 可以增强胸式吸气肌的力量。因此，在需要增强胸式吸气肌力量时，尤其是当脊柱胸段有向前弯曲的趋势时，或肋骨总是习惯性地闭合过度时，采用这种呼吸方式是非常有利的。
- 可以活动两个腔体中的内脏（见第114页），且活动方向与腹式呼吸时完全相反。因而，极端胸式呼吸和腹式呼吸交替进行可以达到更好的效果，尤其是在以下情况下。
  · 腹式呼吸中作用力强度大时（比如说话或唱歌前准备呼吸时）。此时，极端胸式呼吸的介入可以平衡其作用力。
  · 通过呼吸运动以活动内脏时（尤其在进行放松运动时或发生便秘时）。此时，极端胸式呼吸可以使内脏以与腹式呼吸情况下相反的方向活动。
- 可以减轻腹腔内脏的压力（见第138页）。

极端胸式呼吸有哪些弊端呢？
- 如果只用这种方式呼吸，会妨碍进行其他呼吸运动。
- 会导致胸部肌肉剧烈收缩。若总是重复这一呼吸方式，会引起胸廓的僵化。
- 这种呼吸方式会导致腹部总是处于凹陷状态，这会限制腹腔内脏的活动。

见第168页"极端胸式呼吸"相关练习。

两大呼气类型

呼气和吸气一样，也有两大类型。

－ 胸式呼气。表现为胸廓闭合。

－ 腹式呼气。表现为腹部（"水袋"）抬升，向胸腔靠近。此时肺会被压缩。

提醒：潮气量状态下或者补吸气量状态下呼气时，不需要肌肉参与其中，这种呼气都是由肺的弹性回缩引起的。

1. 胸式呼气

闭合胸腔的方法主要有两种。

－ 减小肋间距。

－ 使胸廓下沉。

这两种方法都会使胸腔直径变小。

a. 减小肋间距

这可以通过收缩肋间肌来实现。在第 92 页我们已经了解到，减小肋间距是肋间肌的主要功能之一。

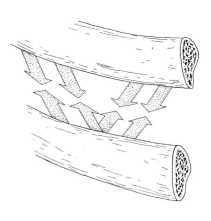

也可以通过收缩胸横肌来减小肋软骨的间距。

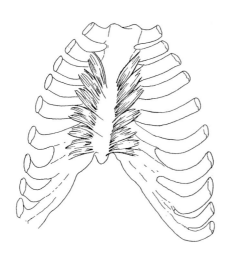

b. 使胸廓下沉

这是缩小胸腔直径的最主要方式。

人在站立、仰卧或俯卧时，在重力的作用下，胸廓会自然下沉（见第 102 页）。

相关肌肉牵引肋骨向骨盆方向移动也可以缩小胸腔直径。

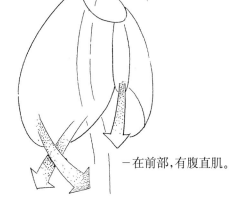

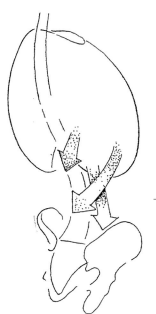

－ 在两侧，有腹内斜肌和腹外斜肌[①]。

－ 在后部，有腰方肌、背阔肌和下后锯肌。

－ 在前部，有腹直肌。

胸式呼气有哪些益处呢？
－ 可以使肋骨和肋软骨进行呼气方向上的运动。
－ 当肋部打开程度较大时，这种呼吸是呼吸运动之间的重要转换（尤其是在练习发声技巧时）。

胸式呼气有哪些弊端呢？
－ 如果体质很差的人总以这种方式呼吸，那么脊柱胸段可能会向前弯曲，进而导致驼背。
－ 可能会使胸腔容积缩小，进而导致腹部下移（甚至可能导致腹部隆起）以及小骨盆中的内脏下垂。

[①]这两种肌肉能活动腹部"水袋"，但更多的是活动骨骼。

2. 腹式呼气

以这种方式呼气时，腹肌收缩，推动腹腔内容物向后上方移动，由于脊柱的阻挡，腹腔内容物会表现为向上（向胸腔方向）的移动。

这时腹肌的作用不再是活动肋骨，而是通过收缩来对抗腹部"水袋"的重量。

a. 收紧腰部来呼气

收缩能力最强的要数腹横肌——整个腰部几乎都被这一肌肉所覆盖。

当它收缩时，其水平方向的肌纤维就像在肚脐这一高度给腹部系上了腰带。

腹横肌收缩可以使腹部上半部分向上移动，这属于呼气运动的效果。

同时，腹部下半部分向下移动。

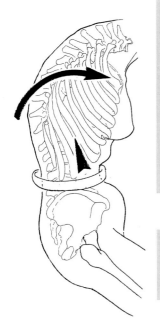

这种呼气方式有哪些益处呢？

第一，这一运动是人体自发进行的，通常与躯干的弯曲有关。站立时，重力的作用有助于这一运动的进行。

这种呼气与叹气样呼气（见第 140 页）密切相关。

因此，这类呼气可以列入所有自然呼吸的练习之中，特别是在学习复合呼吸的过程中，其他呼吸方式可以和这类呼吸交替进行。

第二，可以在不给躯干上部带来过多压力的情况下呼气，使得胸腔内的气流通畅。

这种呼气方式有哪些弊端呢？

这种呼气方式给下腹部的内脏带来了压力，小骨盆中的内脏可能有下垂的风险。

b. 抬升腹部来呼气

人体同样可以自下而上地压缩"水袋"。

这就需要以一种"爬升"的方式来逐步收缩腹肌。

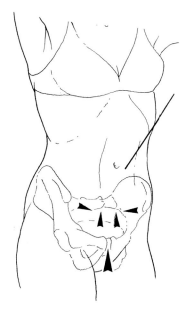

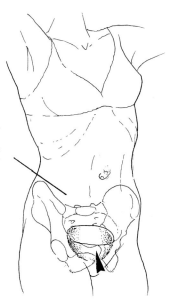

从躯干最底端开始：
先是盆底肌，然后是下腹部前面的肌肉。下腹部前面的肌肉收缩时，盆底肌维持收缩状态。

之后，上腹部的肌肉开始收缩。

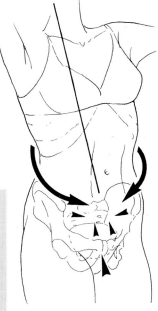

此时，下腹部的肌肉维持收缩状态。

这就是盆底肌与腹肌的"上升型协同"。

这种呼气方式有哪些益处呢？
第一，可以锻炼腹肌和盆底肌的紧张度，进而为腰椎构建一层具有强力保护作用的"包壳"。
第二，可以使盆底肌与腹肌之间的协同合作更加熟练。

这种呼气方式有哪些弊端呢？
第一，会抬升整个腹部，因而当肌肉收缩力度过大时，可能会引起胸腔内血压升高。
第二，会形成一种肌肉协同上升的模式，可能会导致颈部和躯干上部肌肉过度紧张。

不同目的下的呼吸技巧

腹部内脏降压技巧

本页介绍的技巧不仅适用于卧姿，还适用于其他姿势。

通过躯干内两个腔体之间的密切合作，我们可以使腹部"水袋"承受压力减小。

有两种技巧可以达到这一目的。

第一种技巧：在呼气过程中，使肋部维持在打开状态。
这种情况下，肺有弹性回缩的趋势。然而，这种回缩会在一定程度上因为肋部的打开而受到阻碍。肺底会因此上升，进而引起膈肌和腹腔内脏的上升。

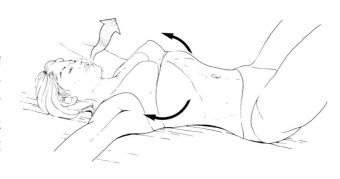

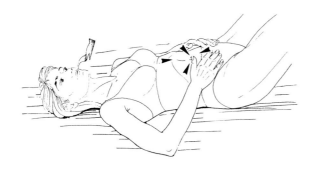

第二种技巧：先进行深呼吸，然后关闭声门（在呼气过程快结束时进入呼吸停顿状态），之后打开肋部，但与此同时，不要让空气进入体内。
这就是所谓的"在声门关闭时模仿吸气动作"或"假装进行吸气"。

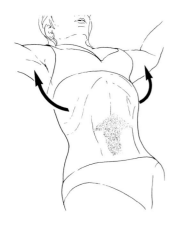

这种情况下，肺处于被拉伸的状态，无法摄入空气，此时腹部会向胸部移动。

这两种技巧特别适用于小骨盆中内脏的减压运动。需要提醒的是，这两种技巧较难掌握，如果运用不当可能会出现不良反应，因此，建议在专业人士的指导下进行。

瓦尔萨尔瓦技巧

这个技巧应用的是独特的体态与呼吸方式，主要是为了在身体负荷过大的情况下保护脊椎（尤其是腰椎）不受严重的威胁：

－脊柱大幅度弯曲时，尤其是向前大幅度弯曲时；

－提重物或是背重物时；

－咳嗽、用力拉扯或抬重物时。

原理：

在脊柱前部形成一个形似口袋的僵硬囊袋来抑制脊柱弯曲；同时，椎骨可以依附在这个囊袋上。

这样在无须动用后部肌肉的情况下就可以避免椎骨向前滑动。

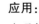

应用：

先吸气，同时让膈肌下降，然后关闭声门，让膈肌处于下降后的位置。之后开始收缩全体腹肌，让整个腹部都处于紧绷状态且在推力的作用下向脊柱靠近。

瓦尔萨尔瓦技巧对除脊柱以外的组织结构的影响：

－腹部受到的压力会影响到盆底。（盆底会受到强烈的推力。如果盆底肌力量薄弱的话，可能无法对抗这一推力。）

－腹部受到的压力也会影响到胸部。（妨碍呼吸。）

－颈部和头部也会感受到很大的压力，可能会导致血管充血。

如果过于频繁地使用这一技巧，或者身体羸弱的人使用这一技巧的话，可能会对健康不利。

叹气样呼气：放松膈肌

叹气样呼气是为了放松而本能进行的一种小幅度的呼气。

与正常的呼气相比，它的特点是在气流中有一个小的推力，一个加速度。根据具体情况，这种推力可以加速叹气样呼气的开始或结束。

叹气样呼气通常发生在潮气量状态下。

因此，叹气样呼气中的作用力与呼气肌无关，而是与肺的弹性回缩力以及肋骨在重力的作用下自然复位和脊柱胸段的轻度弯曲有关。因为一般情况下，叹气时，用于保持人体姿态的肌肉会放松。

气体流通加快是因为肺的弹性回缩，而吸气肌丝毫不打算维持最低限度的紧张度来抑制肺弹性回缩。

叹气样呼气的过程中也有微小的"援助力量"：在肺放松之前的某个时刻，某个微小的闭合阻碍会抑制气体流通。

叹气样呼气时声带处可能会发出轻微的声音，而不是刻意在口腔内发出某个元音。如果刻意把嘴唇稍微闭合的话，叹气样呼气时口腔内也会发出声音。

我们可以发现，潮气量状态下呼气的这段时间内，相关肌肉并没有参与其中。

通常来说，叹气样呼气后呼吸停顿的时间会长一些，以此来强化这一状态（见第141页）。

叹气样呼气是放松大部分与保持人体姿态有关以及与呼吸有关的肌肉组织（尤其是膈肌）的有效方法。

它特别适用于必须在放松或身体舒畅状态下进行的运动。

从发声技巧方面来说，当一个人想要寻求声音的放松或者轻微、自然的发声，可以通过叹气样呼气来实现。

微型放松：潮气量状态下呼气后的呼吸停顿

潮气量状态下叹气样呼气后，呼吸系统内的以下要素达到了一种平衡状态：
- 肺弹性组织恢复到长度最短状态；
- 吸气肌进入放松状态。

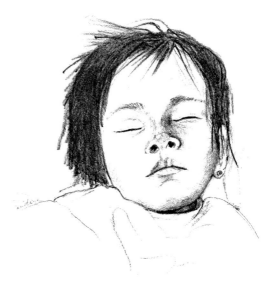

平衡（从物理学角度来说）是指各方作用力相互抵消后的静止状态。因此，叹气样呼气后身体达到的平衡意味着处于静止状态的身体各方面作用力之间达到了静态平衡。

由上可知，潮气量状态下呼气之后、重新开始吸气之前的这一时间段处于呼吸停顿状态（无呼吸运动）。与其他呼吸停顿不同的是，这一呼吸停顿不是因为呼吸运动被阻碍造成的，也不是一个身体活动活跃的时间段，而是身体组织处于放松状态的时间段。

总的来说，就是肌肉普遍放松的时间段。

因而，此时被称为"呼气后的休息时间"。

潮气量状态下呼气后的这段休息时间有哪些作用呢？
- 在使用有关休息放松的技巧时，这段时间是必不可少的。这段时间可用于重新恢复身体的紧张状态，或为此做准备。
- 睡眠中呼吸时会自动处于这一休息状态，因而这段时间有助于睡眠。
- 在日常生活中，潮气量状态下呼气后的呼吸停顿可以被视为一种"微型放松"。

关于如何体验这一时刻及身体素质的练习，请参阅第 193 页的实用练习。

相关组织在呼吸运动之外的活动

打嗝

打嗝与膈肌以及肋部吸气肌突然且不由自主的收缩有关。此时，如果声门没有迅速闭合，那么胸廓会被骤然打开且人体会开始急促地吸气。

急促地吸气使肺的弹性组织被迅速拉伸。由于这种吸气运动无法让肺内填满空气，因此，在胸腔负压的作用下腹部会骤然凹陷（尤其是婴儿）。

咳嗽

咳嗽通常是为了排出呼吸系统中的异物（或黏液）。人体在呼气时通过把气体快速输出体外来达到咳嗽的目的。

以下是咳嗽的动作步骤。
- 关闭声门，呼气肌（腹肌、盆底肌、肋部呼气肌）收缩，就像补呼气量状态下一样，以在声门处积蓄高压空气。
- 迅速打开声门，此前积蓄的高压空气瞬间被释放。

咳嗽可以排出肺内或支气管内的异物（或黏液）。但有时可能什么都没有排出来，这被称为"干咳"，通常是由于支气管黏膜轻微发炎引起的。

无论什么情况下，咳嗽都涉及腹腔和胸腔的协同作用，且会对盆底造成很大的压力。因此，对于盆底肌来说，具备相应的肌张力来对抗这一压力是很重要的。

打喷嚏

我们可以把打喷嚏看成高强度的咳嗽。打喷嚏是几乎无法抑制的。鼻黏膜轻度发炎（通常是由于过敏）后会打喷嚏。它的发生过程和咳嗽一样，不过速度更快、力度更强，且一部分空气是从鼻子里排出的。

发声

声音在呼气（潮气量、补吸气量或补呼气量状态下的呼气）的过程中产生。呼出的气体在声带处发生振动，从而形成原始音，这声音之后会在位于声带以上的共鸣腔或发音器官中得到过滤或丰富。

尖叫

尖叫和普通的发声所用的器官完全相同，只是尖叫时气体的压力要大得多。高压气体是在呼气肌和声带联合作用产生的强劲作用力下形成的。由此可见，声音的力度与气流的速度有关。自发的尖叫通常与上腹部的呼气类型有关，正如第136页所描述的那样。

喘息

我们可以通过增加呼吸频率或降低呼吸量来实现喘息。此时，呼吸停顿消失，尤其是呼气后的呼吸停顿。

喘息可以加大吸气运动的幅度，正如尝试快速吸气一样。这种呼吸模式很容易引起过度吸气，一方面是由于呼吸频率的增加，另一方面是因为呼吸停顿变短或是消失了。喘息通常与性行为有关，有时也用于增强情感表达，在心理疗法和躯体疗法中有时也会用到。

喘息也可以加大呼气运动的幅度。某些情况下，喘息是一种进行连续叹气样呼气的方法，比如说当感到疼痛、痛苦时。它也可能是一种当身体感到非常疲倦时的呼吸方法，此时的吸气处于被动状态，这使得吸气肌的工作，尤其是膈肌的工作，可以暂时被替代（见第203页"反向作用力式呼吸"）。

笑

笑的形成原理是人体排出带有压力的气体时伴随着声音（也就是说，其中存在着声带的振动）。此时，人体以一种快速且带有节奏的方式阻断气体的排出。

笑和咳嗽一样，都是人体以一定的速度和一定的压力（笑时的压力比咳嗽时的压力要低）排出气体。声门每次关闭时，在气体压力的作用下都会形成短暂的声音。这种气体压力的形成源于呼气肌（尤其是腹肌）的收缩，这也就解释了为什么人们会笑到"肚子疼"。

排泄与分娩

排泄与分娩时，由于膈肌与腹肌的收缩，会产生向下的推力。与此同时，会阴处的某个括约肌会放松：放松尿道括约肌来排尿，放松肛门括约肌来排便，放松阴道括约肌来分娩。对于盆底来说，这种推力通常过强，因此，如果可能的话，应尽量控制，或在必要时避免这种向下的推力。

睡眠时的呼吸

为了保证入睡，人体通常只动用很少的肌肉来换气。侧卧睡眠时，动用的肌肉是最少的。此时腹前部下垂，接近支撑物表面，这会使膈肌处于吸气状态的位置，因此吸气时膈肌收缩很省力。

呼气时，肺上抬，膈肌也随之上抬。这属于潮气量状态下的呼气，无须呼吸肌参与其中。

腹部隆起时的呼气

在第 132 页我们已经了解到，极端胸式吸气后的呼气过程中，下腹部和腹前部会从吸气时的凹陷状态中恢复回来。

但人体同样可以在呼气时推动腹部向下运动。这需要在下沉肋部（正如第 135 页所讲）的同时借助膈肌的收缩来挤压腹部。

这种形式的呼气有时伴随着下腹部的推力（排便、排尿）。有时打坐冥想也会采用这种呼气方式。在发声训练中，这种呼气方式有助于抑制肺的快速回缩。

呼气时的吸气肌运动

正如我们在第 6 页中所说，呼吸动作和呼吸并不总是同时发生的。

通常来说，吸气时伴随着吸气运动的展开：打开胸廓或是下沉膈肌。呼气时，胸廓闭合或是膈肌上升。

然而，我们也有可能做到在呼气时让膈肌和胸廓维持
在吸气状态：

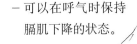

— 可以在呼气时保持
膈肌下降的状态。

— 也可以在呼气时保持
肋部打开，甚至可以
加大肋部的打开程度。

这种情况下，呼气时吸气肌持续保持收缩。为了对抗肺的弹性回缩力，吸气肌要用更大的力量收缩：膈肌要抑制肺底的上升，肋部吸气肌要抑制肺左右方向上的回缩。

这种呼吸运动的目的是多样的。
— 可以用来活动整个腹部。
— 可以在呼气过程中形成滞留阻碍，从而调整呼气。在一些技巧中会使用这种呼气方法来进行唱歌或吹奏管乐器前的准备。

实用练习

由布朗蒂娜·卡莱 – 热尔曼编制

接下来我们不谈论呼吸方法，而是对本书前文分析过的多种呼吸方式进行实践。我们的目的不是构建一个完整的呼吸方式目录，而是提供一个可以实现多种呼吸活动组合的基础。

我们要强调一下其中的重要注意事项：本部分展示的是多种类型的练习，包括感知练习、活动某种肌肉、在某种呼吸方式下肌肉活动的组合……

这些练习不仅仅是一种治疗方式，更是对身体意识、锻炼方式以及生活方式的指导建议。

这些练习不考虑可能的病理情况。然而，它们是可以纳入治疗方案之中的，也就是说，这些练习同样适用于患病的人。

其中某些练习可能不是对所有人都适用。患有风湿病、心血管疾病、呼吸系统疾病、癌症、神经系统疾病、精神心理疾病的人应谨慎选择，要考虑自身有哪些禁忌。如果你患有上述疾病，请听从医生的建议。

本部分将依次介绍以下练习：
－呼吸运动的准备（第 149 ～ 163 页）；
－腹式吸气（第 164 ～ 176 页）；
－胸式吸气（第 177 ～ 187 页）；
－胸式呼气（第 188 ～ 189 页）；
－腹式呼气（第 190 ～ 191 页）；
－不同呼吸量的练习（第 192 ～ 197 页）；
－呼吸运动的组合（第 198 ～ 203 页）。

呼吸运动的准备

接下来的练习，旨在让身体某些部位为呼吸运动作好准备。

这些部位其实不算严格意义上的呼吸器官。

它们的相同点在于可以使胸廓随时听从呼吸运动的调配。
胸廓通常会渐渐僵化，而我们很难察觉到。

如果胸廓具有良好的活动性，那么呼吸运动的幅度便可能达到出人意料的程度。良好的胸廓活动性不仅有助于保障呼吸运动的质量，还便于进行各种呼吸方式的组合。

重点：胸廓柔韧不仅意味着可以更大程度地打开胸廓，还可以更大程度地闭合胸廓。也就是说，无论是打开还是闭合都对胸廓的活动性有要求。

接下来的练习强烈推荐给那些无论在吸气还是在呼气中对呼吸幅度有要求的人，比如职业演讲者、职业歌手、管乐器演奏家、运动员（尤其是游泳运动员和潜水运动员）。这些练习对于呼吸有困难的人来说同样适用，如哮喘患者、慢性支气管炎患者。但呼吸有困难的人在自行练习之前，至少在初始阶段，必须在运动疗法医生的指导下进行练习，医生会根据患者的具体情况对练习的内容进行调整。

准备阶段的练习类型多样，目的也各不相同：
- 有些练习是为了锻炼肋骨的柔韧性（见第 150 ～ 152 页）；
- 有些练习是为了活动肋椎关节（见第 153 页）；
- 有些练习是为了拉伸肋间肌，以便更容易地打开肋部（见第 154 ～ 155 页）；
- 有些练习是为了使位于胸廓上的将胸部和腹部以及头部和肩膀连接起来的大块肌肉更加柔韧（见第 156 ～ 159 页）；
- 有些练习是为了放松上腹部（见第 160 页）；
- 有些练习是为了拉伸膈肌（见第 161 页）。

⨠⨠⨠ 弯曲肋骨

a. 用手按压肋部

直立，将右手掌心按在右肋部。用力按压，以改变肋骨的弯曲度。

两手分别放于肋部两侧，同时向内按压，胸腔会因此变得"狭小"。

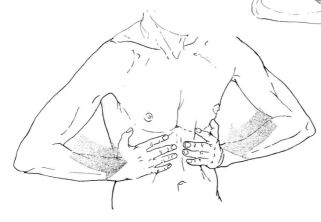

在腹前部进行同样的尝试，按压腹上角的四周：从前向后按或者从左向右按。这是肋软骨最长、最柔韧的区域。之后，可以尝试按压背部的肋骨（可能要困难一些）。

现在可以尝试同时按压一侧的后背部和一侧的胸前部,这样可以让胸廓原本类似桶状的外形变得不对称。

如果按压上部的肋骨，你会发现它们比较"僵硬"。（对于胸廓中活动性较低的区域来说，接下来的练习会大大改善这一情况。）

日常生活中，我们可以利用椅子的靠背，从上述各个方位来对肋部进行按压。

b. 利用靠垫按压肋部

准备一个靠垫。躺在地上，观测一下背部和地面的接触点以及靠垫的支撑点，注意躺下去的位置。

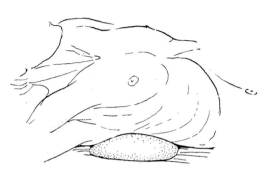

把靠垫放在右肋部中间的位置（也就是肩胛骨下方的位置）。

注意：靠垫不要离脊柱太近（距离大概10厘米的样子），靠垫要在侧面露出来。

花点时间调整一下靠垫的位置，同时感受一下肋骨是怎样适应这种不对等的高低位置的，感受一下现在按压肋骨是更容易了还是更难了。

c. 通过活动头部来调整肋部的支撑位置

缓缓地向左或向右转头，幅度尽量大一点，但不要过于用力。这时你会感受到，当头部向右转动时，胸廓也向右偏移（尤其是胸廓上部），并且牵引更多的肋骨接近靠垫。

肋骨因此被挤压，弯曲的程度变大。

尽量多重复几次，感受一下调节靠垫对肋骨的压力。比起用力转头来说，调整肋骨的受压力度并重复练习才是更有益的。

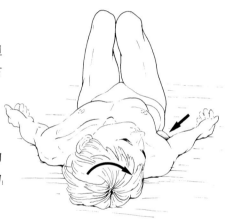

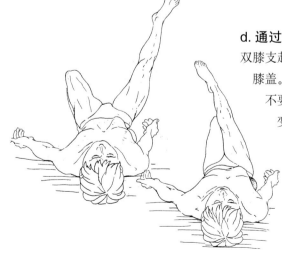

d. 通过活动髋部来调整肋部的支撑位置

双膝支起，两脚着地。抬起右脚，稍稍"打开"膝盖。用脚在空中画直径约20厘米的小圆圈。

不要太大，只要能感受到这一运动可以改变骨盆和肋部的支撑位置就行（尤其是肋部，这时肋部应该有所下降）。

这一运动的关键不在于腿部运动的速度和幅度，而是要通过运动让肋部活动起来。

重复这一运动10次以上。

e. 通过活动手臂来调整肋部的支撑位置

两手十指交叉互握于胸部正上方，肘关节放松，感受身体是如何牵引肩胛骨逐渐离开地面的。

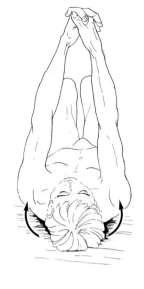

通过弯曲手肘来使两只手缓缓地向右或向左移动，于是就会出现一只手臂牵拉另一只手臂的情形。

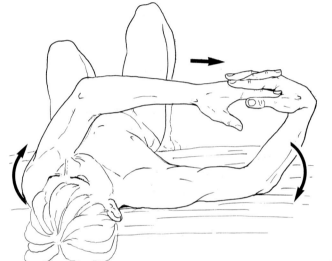

进行这样的运动时，被牵拉的手臂那一侧的肩胛骨会抬起。

注意观察在手臂运动和靠垫的共同作用下产生的可变压力是怎样挤压肋骨（主要是中间位置的肋骨）并使之变形的。

重复这一运动 10 次以上。

做完上述 3 个步骤后，完完全全地躺下来。观察肋部和地面的接触点，并与刚开始练习时的情况进行对比，看看左右两边各有什么变化（姿势和支撑点有什么变化），如果用肋部两侧来呼吸，那么呼吸是怎样从一侧到另一侧的。

之后，换边进行练习。接着，站起来观察胸式呼吸的变化。

这项练习可以增强肋骨（尤其是背部的肋骨）的活动性。因此，这项练习有助于提高第 177 ~ 187 页提及的胸式吸气的效率。

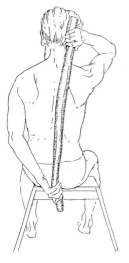

≫ 活动肋椎关节

现在要活动的区域更接近脊柱。首先准备一个细而长（50厘米左右）的物体作为辅助工具。可以用柔软的物体，比如卷起来的浴巾；也可以用较为坚硬的物体，比如直径不超过1厘米的木棍。

躺在地上，把辅助工具置于脊柱胸段的一侧，离棘突约6厘米处。

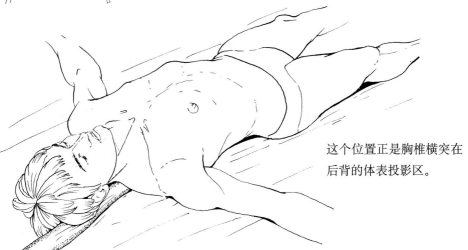

这个位置正是胸椎横突在后背的体表投影区。

现在进行前3页学过的练习。
这个辅助工具会大大提高肋椎关节的活动性。运动时，背部中线区域的感觉会更加清晰。肋椎关节平时是几乎不活动的。而现在，这些关节的筋膜以及韧带得到了锻炼，这会使背部胸廓的感觉更加灵敏，再加上这块区域活动性的增加，因而有利于更清晰地感受躯干后部的胸式呼吸（见第184～185页）。

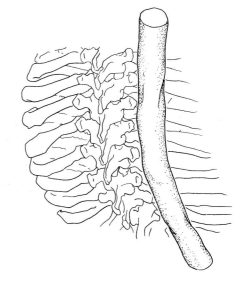

➤➤➤ 让肋间肌更加柔韧

a. 让胸廓产生不对称变形

进行这项练习需要准备一个体积稍大（大枕头那么大）且较硬的物体。

把它放在地上，然后从跪坐姿势侧着躺上去，让肋部压在辅助物上，感受辅助物是如何重新塑造你的胸廓的。

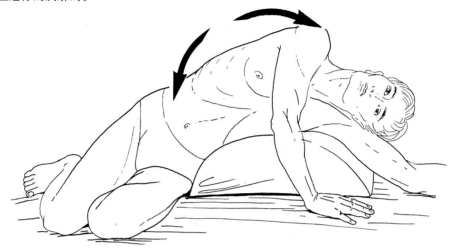

朝向天花板那一侧的肋间距增大，就像打开的扇子的扇骨一样。朝向辅助物那一侧的肋骨则相反，肋间距变小，甚至挨在了一起。

b. 从内部打开胸廓

把打开的那半边胸廓想象成冰窟或帐篷，你在内部参观，并想象你从内部通过增大肋间距来增加它的体积。

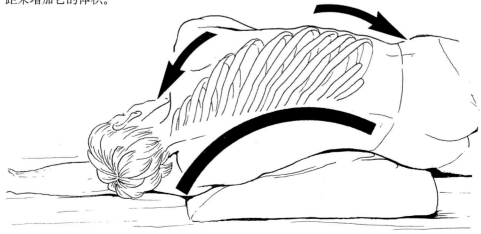

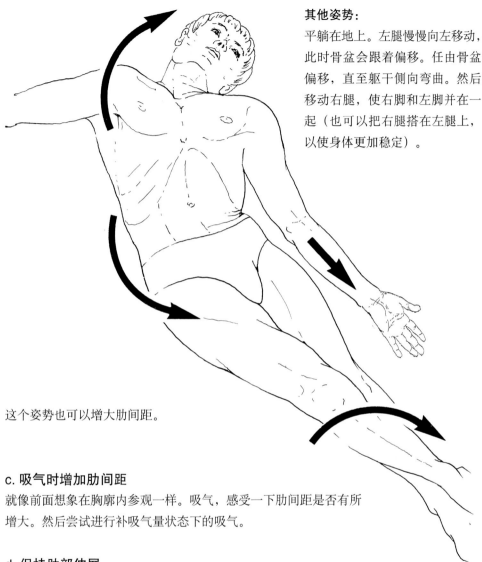

这个姿势也可以增大肋间距。

c. 吸气时增加肋间距

就像前面想象在胸廓内参观一样。吸气，感受一下肋间距是否有所
增大。然后尝试进行补吸气量状态下的吸气。

d. 保持肋部伸展

尽力吸气后，保持呼吸停顿状态数秒，感受一下胸廓依旧处于打开状态下的体积。这时，
吸气肌发挥作用来维持胸廓的打开状态。

e. 呼气时减小肋间距

进行几次常规呼吸后，在呼气时通过闭合肋间距较小一侧的胸廓来延长呼气时间，进而
进入补呼气量状态。

≫ 让连接肋部的大肌肉更加柔韧

在之前的练习中，加上手臂的动作。

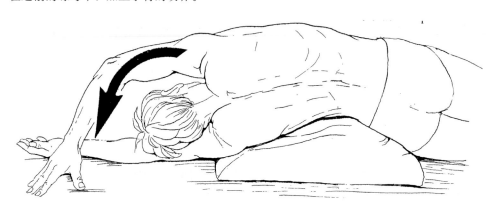

a. 在侧躺的动作练习中，手臂伸过头顶，
上臂贴住头。

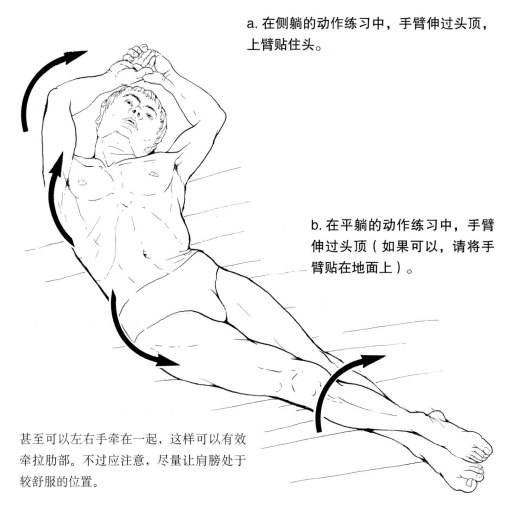

b. 在平躺的动作练习中，手臂
伸过头顶（如果可以，请将手
臂贴在地面上）。

甚至可以左右手牵在一起，这样可以有效
牵拉肋部。不过应注意，尽量让肩膀处于
较舒服的位置。

156

感受一下这样的练习是否能让你的肋部进一步打开。这一练习可以让躯干的三块大肌肉处于拉伸状态，它们分别是躯干前部的胸大肌、体侧的前锯肌、躯干后部的背阔肌。拉伸这三块肌肉可以引起胸廓的变化。

c. 在"方便"的一侧呼吸

在上页提及的侧躺和平躺这两种体位的练习中，可以通过胸式呼吸来增强运动效果。先进行运动幅度最大的呼吸——用展露体积较大的那一侧肋部吸气，以便最大限度地打开胸廓。然后保持呼吸停顿状态数秒，此时尽力保持吸气运动状态。最后用展露体积较小的那一侧肋部呼气，以便最大限度地闭合胸廓并增大肋骨的弯曲度。

d. 利用呼气来拉伸

继续保持这个姿势，在补呼气量状态下尽力呼气。这样，在肋骨弹性作用力的影响下，躯干的三块大肌肉（胸大肌、前锯肌、背阔肌）会被拉伸。

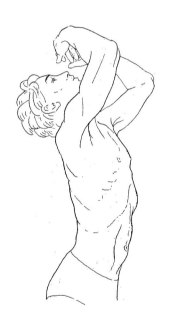

通常来讲，不论人体处于什么姿势，如果同时活动肋部和手臂，这些肌肉都会被拉伸。

躯干向后仰（从而打开胸廓前部）、手臂向前抬可以增强动作效果。

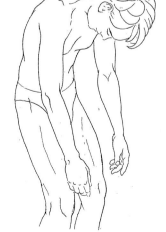

也可以在把手臂放于躯干前方的同时让脊柱胸段向前弯曲，从而使后肋部肋骨之间的距离增大。

⟫⟫ 拉伸胸肌

胸肌经常处于收缩状态，这会牵动肩膀向前，也会造成胸廓前部凹陷。因此，拉伸胸肌非常重要，可以大大提高胸廓的活动性。

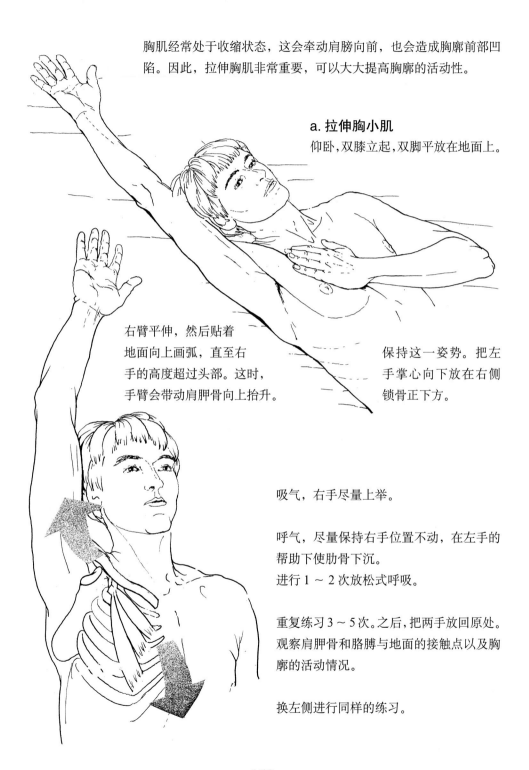

a. 拉伸胸小肌
仰卧,双膝立起,双脚平放在地面上。

右臂平伸，然后贴着地面向上画弧，直至右手的高度超过头部。这时，手臂会带动肩胛骨向上抬升。

保持这一姿势。把左手掌心向下放在右侧锁骨正下方。

吸气,右手尽量上举。

呼气,尽量保持右手位置不动,在左手的帮助下使肋骨下沉。
进行 1 ~ 2 次放松式呼吸。

重复练习3 ~ 5次。之后,把两手放回原处。观察肩胛骨和胳膊与地面的接触点以及胸廓的活动情况。

换左侧进行同样的练习。

b. 拉伸胸大肌

平躺在地面上，双膝立起，扭转腰部，带动膝关节向左转动。

扭转腰部不是为了活动腰椎，而是要引起胸廓的变化，并令右肩从地面上稍稍抬起。

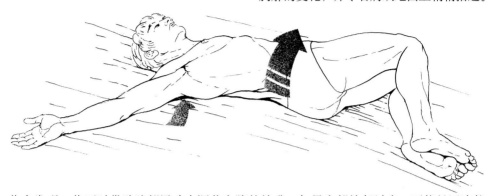

你会发现，你可以借助膝部运动来调节肩膀的抬升。如果肩部抬起过多，可能是因为拉伸动作幅度过大；如果肩部抬起过少，可能是膝部运动的拉伸效果比较轻微。

在右肩抬起的基础上，右臂紧贴地面外展。
由于肩膀是抬起的，所以手臂位于躯干右后方。

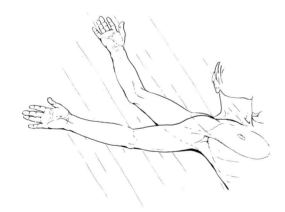

在这一运动过程中，你可能感到胸大肌被拉伸。

注意：拉伸要有一定的限度。肌肉被拉伸的感觉应该是舒适的。如果你感觉肌肉被拉伸时不舒服，请立即恢复原来的姿势（双膝立起，右肩落回地面）。

之后，使手部内旋、外旋，以便带动手臂和肩部在同一方向上运动。
这些动作可以拉伸胸大肌的不同肌束。

重复上述动作 3 ~ 5 次，然后顺着躯干方向向上伸展双臂，就像拉伸胸小肌练习一样，观察肩部和地面的接触点以及左右两侧肋骨的活动性。

换另一侧进行同样的练习。

159

⋙ 放松上腹部

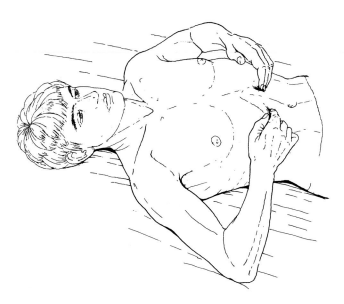

上腹部肌肉通常是紧缩的。放松这一区域的肌肉有助于减轻膈肌的收缩阻力。

平躺于地面上，呈第151页的姿势。

指尖放在剑突处，然后沿着腹上角向左右两侧滑动，以便更好地了解胸廓下缘。接下来，试着在这一区域内用手指捏住皮肤（在起点处最容易捏起，如果做不到的话，不必勉强）。

在呼气（潮气量状态下呼气或叹气样呼气）时，轻轻将皮肤向外拉。

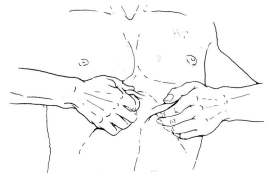

尝试利用叹气样呼气来放松。在松开皮肤后，想象接下来的吸气、呼气以及呼吸停顿都发生在这一区域。每隔5厘米或10厘米捏起皮肤进行这项练习。之后观察呼吸是否有所变化。

然后，并拢3根手指，放于肋弓下方你觉得最容易操作的地方。

吸气时，轻轻按压，就像只有按压才能吸气一样。这属于腹式吸气，吸气中膈肌的推力朝向手指的方向。

呼气时，稍微加力按压（如果感到疼痛，不应继续坚持），然后放松。

以同样的方式按压上腹部的其他位置，尤其是胃、肝脏、胰腺在体表的投影区。

≫≫ 拉伸膈肌

膈肌也可以被拉伸。为了拉伸膈肌，要让它处于与日常活动相反的状态。

膈肌是吸气肌，因此，拉伸膈肌应在呼气过程中进行，甚至是在最充分的呼气过程中（补呼气量状态下的呼气末）进行，这样可以让膈肌的中心最大限度地抬升。

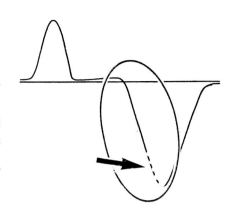

怎样确保达到补呼气量的最大值呢？

由于残气量的存在，我们通常难以得知呼气是否到达了极限。不要紧，我们可以打开口腔，甚至是声门深处，用力呼气，就像在哈气一样。这样能够快速完成最大限度的呼气。

相反，每次膈肌的拉伸力度过强时，我们都倾向于将大口呼气转化为连贯的小口呼气，这是通过制造闭合阻碍来实现的。这种情况下，闭合阻碍通常位于口腔内：口中发出"fu fu fu……"或"si si si……"的声音，嘴唇收紧。

这种方式可以使我们减少补呼气量且抑制膈肌的拉伸。

值得注意的是，进行这种呼气时，声门是打开的，尤其是在接下来的体位下试图拉伸膈肌时。

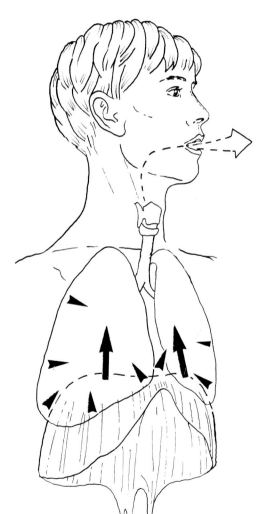

161

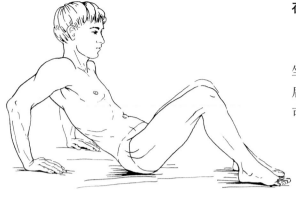

在不同的体位下拉伸膈肌

坐在地上，双膝支起，双手撑于体后，上身后仰，头部保持正直，尽可能地伸展背部。

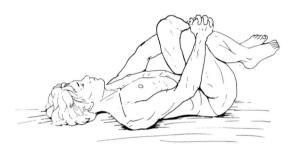

然后，平躺在地面上，屈髋，将大腿收向腹部，以便拉伸下背部。

之后，把脚放回地面，双膝支起，背部完全舒展开。

手臂放在地面上，尽量向头顶方向伸展。

这样做的目的不是要增加肩关节的灵活性，而是要通过手臂的抬升来打开肋部。

做补吸气量状态下的深吸气。

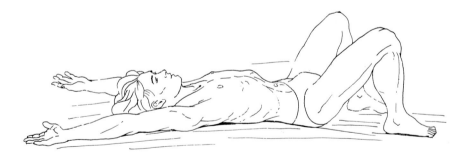

利用吸气进一步打开肋部。与此同时，尽量向上伸展手臂。然后张开嘴，从声门深处呼气，同时注意保持颈后部的舒展。

尽可能让呼气量达到最大，同时保持手臂最大限度的伸展以及肋部最大限度的打开。

为了实现这一点，呼气时要像第 161 页提到的那样，把嘴巴和声门打开。

注意两点：

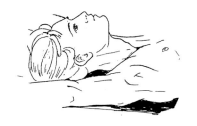

－ 保持颈背部舒展（颈背部有弯曲的倾向，
   特别是在深吸气时）。

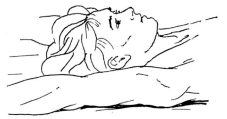

为了实现这一点，在练习过程中，要在保持姿
势不变的情况下微微收下巴。

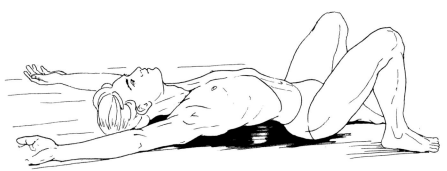

－ 腰椎要贴地（呼气时，膈肌会牵拉腰椎，腰部有
   向前凸的倾向）。

为了实现这一点，要保持膝盖弯曲，或者再次采用
向腹部收腿的动作。如果练习时腿部是伸直的、舒
展的，那么腰部前凸会对运动产生负面影响，因为
在这种情况下，膈肌几乎不会得到拉伸。

如果想以一种更方便的方式来拉伸膈肌，可以采用
站姿来进行练习：双臂高举，深呼气。

163

腹式吸气

在这部分内容中，我们将会介绍各种腹式呼吸练习。它们的共同点是呼吸都是由于膈肌的收缩产生的。每一种腹式呼吸都有单独的练习与之对应。这些腹式呼吸练习可以相互组合，也可以和胸式呼吸练习进行组合。

腹式吸气机制 I

首先介绍的一系列呼吸练习中，膈肌的中心向骨盆方向下沉，而膈肌周围附着点保持不动，或者说变化很小（见第 122 ~ 125 页）。

≫ 自发呼吸

这些呼吸练习是平躺在地面上进行的（其他肌肉的收缩会干扰我们对单纯呼吸运动的感知，这一姿势有助于避免其他肌肉的收缩，能够让我们更好地观察运动效果）。当然，我们也可以采取其他体位来进行这些练习。先在平躺时掌握这些练习，之后在其他体位下体验并找准身体的感觉。

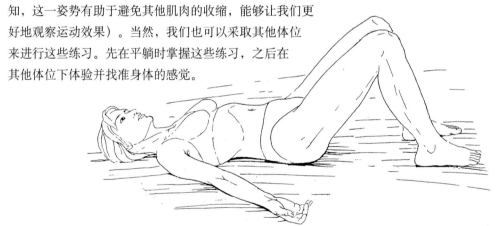

在地面上铺一层泡沫垫或是铺上地毯，然后平躺在上面，以保证体感舒适。双膝支起，脚掌平放在地面上，背部尽量舒展。放松腹部，保证腹部的活动不受约束。

可以把一个垫子放在臀部下面以抬高骨盆，这会提高腹部活动的自由度。

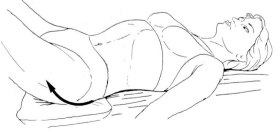

一只手放在腹部，另一只手放在胸骨上。

尽可能地放松自己，把身体完完全
全地压在地面上。

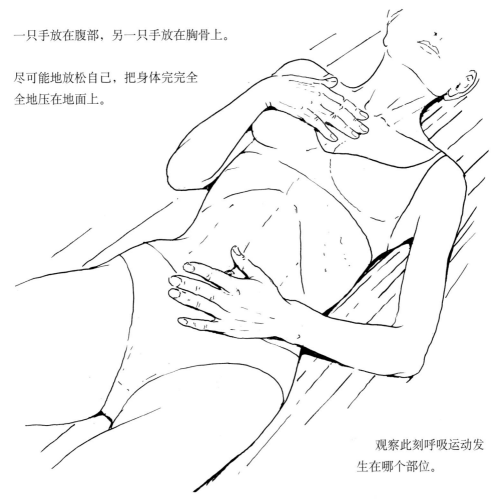

观察此刻呼吸运动发
生在哪个部位。

尽管此时呼吸运动的幅度很小（处于这
个姿势时，身体对氧气的需求较少），我们很难
辨别活动的是哪些部位，但依旧应尝试去感受体内的
活动。请回答，活动的部位是腹部还是肋部?

花点时间且不带任何偏见地去感受之前所学的呼吸是怎样发生的。以一个纯粹旁观者的
角度去观察。（这一角色看起来很微妙，因为通常当我们观察自己的呼吸时，就会让呼
吸发生变化。）

之后再进行接下来的练习。也就是说，在调整呼吸之前，先在开始部分做个"概述"。
在接下来的不同系列的呼吸练习中频繁回想这一部分内容是很重要的。

⋙ 呼气的延长

现在你要做的不再是观察呼吸，而是要干预呼吸运动来形成某种特定的呼吸。
这里所说的不是自发的呼吸。

在呼吸过程中，注意观察呼气运动的时长。在呼吸中重复多次这一时长的呼气，并且多次尝试稍稍延长呼气时间或是让呼气强度更大一点。

现在你是否能做到只让位于下方的手发生运动？
呼气时，位于下方的手会感到腹部轻微回缩。

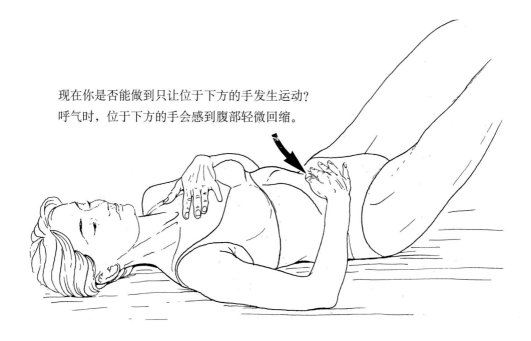

当你找到发生运动的部位后，试着加大呼气的幅度。在补呼气量状态下呼气，这时你会明显感到腹部回缩。（但是不要让补呼气量达到最大，因为那样会活动肋部，而我们需要让现在进行的练习活动范围仅限于腹部。）

如有必要，可以通过发声来辅助运动，例如发出"fu fu fu……"或者"si si si……"的声音。不必在意声音的强度，声音的持续时间才是关键。注意用心感受腹肌的活动。

（此处身体是平躺的，脊柱是呈直线的，腹部不受向下的牵拉力影响，补呼气量是在腹肌的作用下让腹腔内脏向胸腔方向抬升实现的。）

⋙ 整体腹前部的腹式吸气

相信你已经完全理解了腹部回缩的运动，现在感受一下在接下来的吸气中产生的运动：腹部在呼气时回缩，在吸气时隆起。

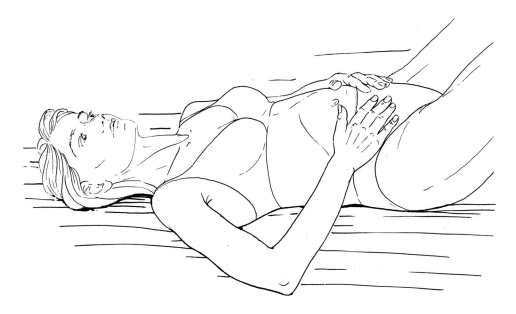

任由这一吸气运动发展并逐渐占据整个腹部最容易发生变形的地方，也就是腹前部。注意让身体以一种舒适的方式掌握这一运动。

回忆一下从理论上应如何解释此刻发生的活动：膈肌朝着骨盆方向下沉，在膈肌下沉的影响下腹部发生变形，变形最明显的地方是腹前部，大概在肚脐的高度。

现在尝试识别运动发生的部位以及持续时间：你是否可以在补吸气量较小的状态下进行同一类型的吸气，甚至之后进行补吸气量较大状态下的吸气？
然后试着在呼吸量很小的情况下重新进行这一活动。

这一吸气在腹部没有确切的活动部位，所受的推力也没有具体的方向，它的活动区域是整个腹部，因此，我们把它称为"整体腹前部的腹式吸气"。
这是腹式吸气中腹部变形最明显的呼吸方式，是应当最先学习的呼吸技巧，我们在吹气、唱歌、朗诵、放松时都会用到。

题外话：收缩膈肌和放松腹部，很多人无法同时做到这两点。

我们可以观察到以下几个现象：

— 某些练习者无法将呼吸运动限制在腹部，转瞬间就让呼吸运动
　发展到了肋部。

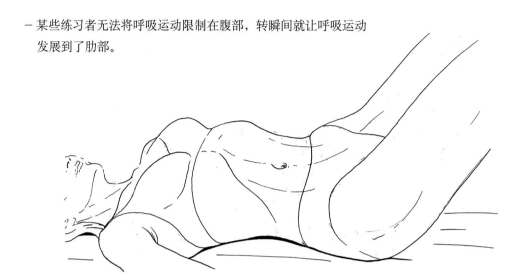

他们通常担心做不好动作，结果便以各种方式把肋部打开了。这也是因为，比起膈肌来说，
肋部的活动更容易被感知。
有时还因为腹部隆起在体态上不容易被接受。

— 某些练习者处于极端胸式呼吸状态中，肋部打开的程度很大，以至于肺受到肋部的过
　度拉伸，造成肺底上升，因而也牵引着腹部整体向它靠近：吸气时腹部大幅度回缩，
　与此同时，肋部保持打开状态（见第 132 页）。结果：呼气时，肋部下降，腹部下降
　且隆起。这一呼吸方式与腹式呼吸完全相反。

— 某些练习者前凸腰椎来使腹部隆起（这时腹部的运动不是源于膈肌的收缩，而是源于
　背部肌肉的收缩）。

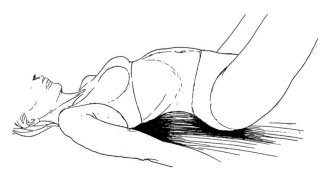

采用站姿进行这项练习时，
这一现象出现得更频繁。这
也是为什么在练习初始阶段
一再强调背部应完全贴合地
面的原因。

168

熟练掌握这种整体腹前部的呼吸方式后（此处所说的"熟练"，意味着你能轻松地开始并结束这种呼吸），如果你能以不同的速度和不同的幅度进行这一呼吸，那就可以变化呼吸的形式了。

膈肌的推力及在其影响下的腹肌的活动，会引起腹部其他部位的变形，如上腹部、下腹部和侧腹部，还可能是腹后部，甚至是盆底部。

这些呼吸方式依旧属于腹式呼吸机制 I 的范畴。但根据腹部变形的部位，它们会有另一种命名。

➤➤➤ 腹部不同位置的腹式吸气

现在把两只手都放在腹部，一只放在下腹部，另一只放在上腹部。

再次进行腹式呼吸。观察一下，吸气时哪只手的运动幅度更大。
是位于上方的手还是下方的手？

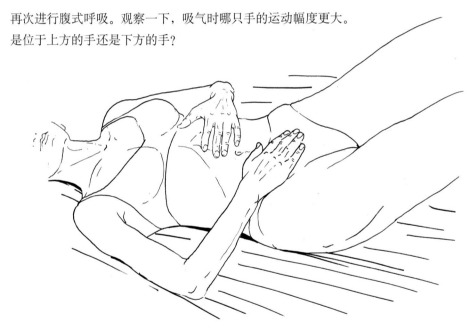

现在又是一个观察阶段的练习。

腹部不同部位的运动幅度会受到压力、疲劳、消化等因素的影响。因而，在不同时间观察这一运动结果会略有不同，你不必为此感到惊讶。

现在，再次对呼吸运动进行调节，但是应带有一定的选择性。
比如说，只让上腹部活动，而让下腹部保持不动。

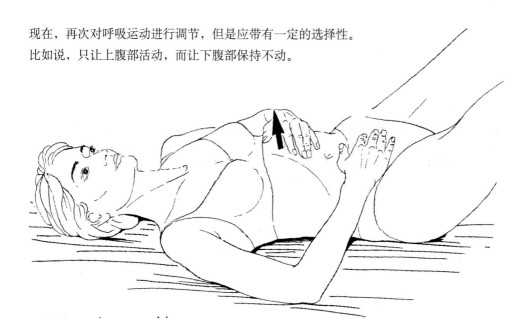

尽量让下腹部不发生任何运动，把运动限制在肚脐以上的区域。

之后，尝试变换腹部活动的区域：吸气时，不再让上腹部隆起，而是让下腹部隆起。

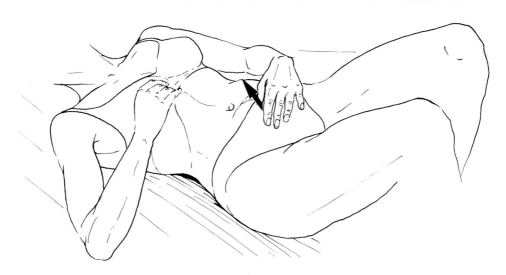

此时，尽力让下腹部的运动幅度达到最大，就像这一部位内有一股推力一样。与此同时，
要保证上腹部不发生任何运动。

腹部不同位置的呼吸练习，可能要花好几天的时间来掌握。如果短时间内没有感受到练
习的效果也无须担心，正如所有的协调合作一样，这都是需要多加练习的。

≫≫ 推力方向为由前向后的腹式吸气

俯卧在地面上，再次进行之前的呼吸练习。由于受到地面的阻挡，腹部的隆起将被迫停止。

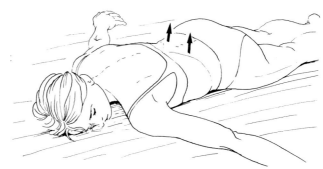

地面的阻挡会使原本腹部隆起的动作转而向后，此时你会感到腰椎被抬升了。

慢慢熟悉这一运动，尤其要了解这一运动是如何发生的：要明白不是因为腹部回缩而使腰背部隆起的。真正引起腰背部隆起或者说腰椎后凸的，是膈肌的推力，这股推力因为腹部被阻挡转而作用到了腰背部。

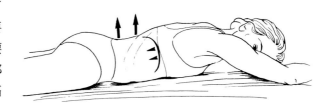

> 这种吸气方式以一种十分有效且易操作的方式达到了活动腰椎的目的，在需要让腰椎进行小幅度的运动时可以使用这种吸气方式。

之后，你可以区分以下两类运动。
- 活动不同部位的脊柱。
  · 如果活动脊柱骶尾段，会引起骨盆前倾，进而引起腰椎下部的前凸。
  · 如果活动腰椎上部，比如第 1 ~ 3 腰椎处，那么腰椎就不会前凸。
- 让腰椎侧屈。

≫ 后腹式吸气

平躺在地面上，再次感受一下你的腹壁及其边界。

想象一下，现在膈肌的推力不是使腹前部变形，也不是使腹部两侧变形，而是使腹后部变形。也就是说，吸气时，腰背部会隆起，与地面紧贴，或者紧压地面。

这种情况下，膈肌的推力会作用于腹后部。不仅是因为膈肌的肌纤维朝向那个方向，还因为腹前部的腹肌保持紧绷，阻止了腹部向前隆起。

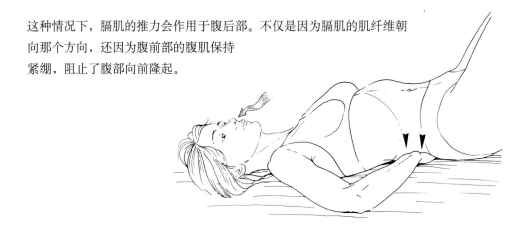

同样，你也可以把手或是薄薄的泡沫垫放在下面，然后用腰背部去挤压它。

如果这对你来说很难，你可以这样做：侧卧在地面上，身体蜷曲。这样可以伸展背部，而且会帮助你进行后腹式吸气。（注意：不要让紧绷的大腿挨着腹部，否则它会成为腹前阻碍物，而无法进行后腹式吸气练习了。）

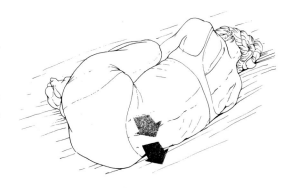

和前面的练习一样，作用于腹后部的这一推力，向上可以作用于后背部对应于季肋部的部位，向下可以作用于接近髂窝处的腹后部。

≫≫ 不对称腹式吸气

现在把双手放在肚脐两边，但不要离肚脐太近。

自然呼吸时，注意观察腹部是怎样运动的。
肚脐两侧的运动幅度可能不同。

肚脐两侧的运动是完全对
称的吗？如果不是，哪一
侧的运动幅度大一些？
之后尝试主要让右
侧腹部运动。

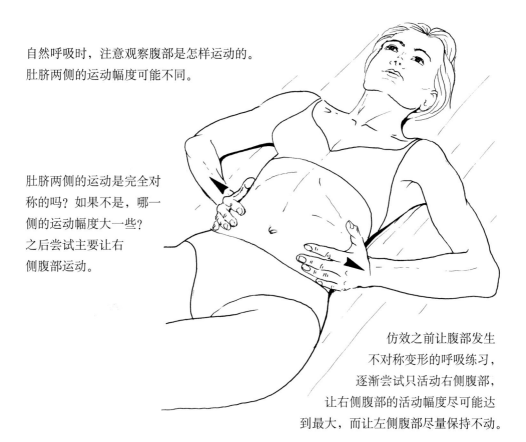

仿效之前让腹部发生
不对称变形的呼吸练习，
逐渐尝试只活动右侧腹部，
让右侧腹部的活动幅度尽可能达
到最大，而让左侧腹部尽量保持不动。

当你完全掌握后，可以尝试只让左侧腹部运动而让右侧腹部保持不动。
当你完全掌握了这两种让腹部发生不对称变形的呼吸运动后，就可以尝试进行其他层次
的练习了。比如，把手放在左右髂窝处进行练习。
你也可以把手放在上腹部进行练习。

掌握这种呼吸方法的益处在于，你可以有选择性地活动腹腔内的某个脏器。

≫≫ 盆底部腹式吸气

膈肌的推力也可以作用于盆底。为了避免尴尬，
在进行这项练习前最好先去趟洗手间，
排空大小便。

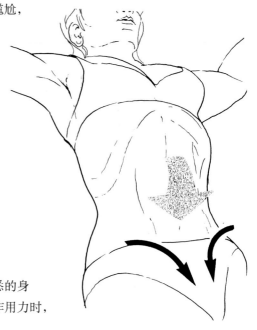

平躺在地上。尽力让膈肌下降，但同时
注意腹部、背部以及腰侧都不要隆起。

这样，膈肌产生的推力就会作用于盆底。

此时，盆底会出现如下反应：
括约肌会发生反应。这是日常生活中最熟悉的身
体反应。通常情况下，当人体对盆底施加作用力时，
经常伴随着括约肌的打开，以便排泄。

与此同时，其他的盆底肌也会发生反应。盆底肌位于腹壁底端，犹如一个反向分布的"小
膈肌"。盆底肌会产生多种反应，更准确地说，是肌肉紧张度会发生不同程度的变化。

膈肌向下推的时候，盆底肌的反应如下：
– 它可能会强烈收缩，在膈肌推力的作用下完全不会变形。（举重物时就会出现这样的
  情况。）
– 也可能出现相反的情况。盆底肌可能任由推力的作用而变得松弛。

上述反应是两个极端情况。当然，也存在其他一些情况。这些情况可能发生在吸气的过
程中，也可能发生在呼气的过程中，且通常和排尿、排便以及分娩相关。
因此，练习前排空大小便是很有必要的。

腹式吸气机制 Ⅱ

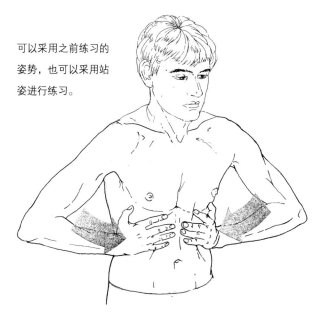

可以采用之前练习的姿势，也可以采用站姿进行练习。

活动的部位依旧是膈肌，但腹部不再发生运动。膈肌的中心是固定不动的。

膈肌的活动使肋部抬升，并使肋间距增大。（更确切地说，是使肋弓上抬。）

⟫⟫ 两侧的腹式吸气

两手放在季肋部，然后进行按压（类似第 150 页的练习）。

吸气时按压，2 ～ 3 秒后放开，感受肋弓的抬升和肋间距的增大。

⟫⟫ 躯干前部的腹式吸气

现在把双手放在胸骨下角处。

吸气时，你是否能够感到肋软骨的活动呢？此时，胸骨是向上抬升的，肋软骨也向上抬升且间距变大了一些。

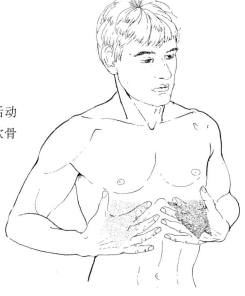

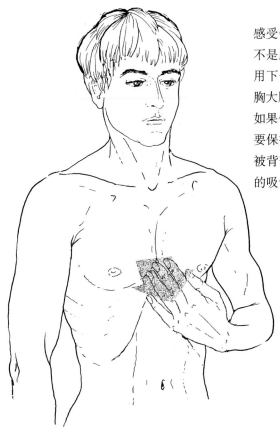

感受体内活动的推动力来自胸腔内部（而不是胸腔外部）。事实上，在胸大肌的作用下也会发生类似的活动，其区别在于，胸大肌作用下的活动是在胸腔外部发生的。如果你是平躺在地面上进行这项练习的话，要保持背部始终与地面相接触，以免胸骨被背部肌肉运动向前推（与背部肌肉相关的吸气方式见第 80 页）。

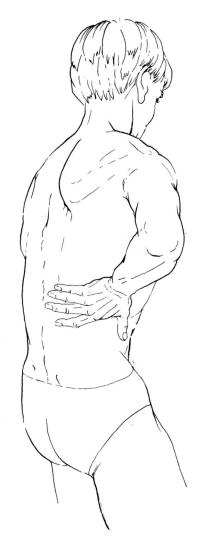

⟫⟫ 躯干后部的腹式吸气

现在将手放于后背部对应于季肋部的位置。
如果是平躺在地面上的话，可以在此处下垫一小块泡沫板。

吸气时，尝试通过肋骨的活动去推动上述部位。这种吸气方式和第 172 页介绍的吸气方式（后腹式吸气）非常相似。
躯干这一部分在这两种呼吸方式时的表现非常相似。

胸式吸气

胸式吸气在躯干上部进行。

和腹式吸气一样，胸式吸气的方式也非常多样。

接下来，我们将逐一分析吸气动作中每块肌肉的活动，单独介绍每一种参与胸式吸气的呼吸肌。

为了方便研究，我们将对所有方式的胸式呼吸分别进行观察，但其实我们可以在呼吸中混合使用多种胸式呼吸方式，也可以和腹式呼吸结合使用，并搭配不同的呼吸量和呼吸速度。

关于胸式吸气练习的建议

— 在第一阶段的定位练习之后，为了进一步强化肌肉功能，可以通过连续性的吸气练习，同时创建呼吸停顿的"平台"来进行。
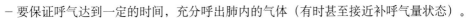

 ·潮气量状态下吸气；

 ·之后是短暂的呼吸停顿；

 ·之后再次吸气且增大呼吸量；

 ·之后是再次的呼吸停顿，保持呼吸量不变；

 ·之后，如果可能的话，再次吸气，且增大呼吸量；

 ·最后完全放松。

— 要保证呼气达到一定的时间，充分呼出肺内的气体（有时甚至接近补呼气量状态）。

 ·以避免过早地重新吸气。这种情况在胸式呼吸中很常见，有时甚至会造成过度供氧和头晕的感觉。

 ·以便让胸廓打开和闭合时的活动幅度相当。

肺部很少参与换气的区域在胸式呼吸下也会参与到呼吸活动之中。

此外，胸式呼吸通常伴随着肌肉紧张度的提高。

➤➤➤ 在胸小肌的引导下用锁骨下方的区域来吸气

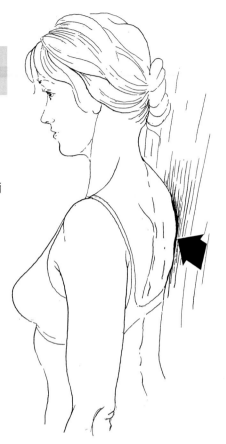

这是一项基础练习，可以让胸膛上部和肩部感到舒适、放松。

这项练习的初始阶段会让你感受到胸小肌的定位。

坐在一张靠近墙壁的矮凳上，背对着墙，然后稍稍向右转身，让右肩胛骨的一部分与墙接触。

左手平放在右锁骨下方的肋骨上。
感受指尖下的肋骨区域，以及手掌下稍远离锁骨的肋骨区域。

之后感受肩胛骨与墙壁之间的接触。

勾勒出以下这些要素之间的空间：墙壁、与墙壁接触的肩胛骨（透过衣物感知）、左手下方的肋骨，以及你的左手。

与人们通常认为的不同，在这一部位，身体的前部和后部不是平行的。

肩胛骨（和相连的上部肋骨）与躯干前部的肋骨平面之间形成了约 45° 的夹角。

这一位置的内部是肺尖。此处的肋骨很少活动。因而，可能需要花费一定的时间才能实现这一部位的活动以及呼吸。

你能够在身体这一部位感受到呼吸运动吗？如果能，呼吸运动是发生在前面还是后面呢？

在分辨躯干前部的活动时，你能保持躯干后部始终有一部分与墙壁接触吗？

之后，无论是吸气还是呼气，你都能增大这部分的运动幅度吗？这样做，能够促进上部胸式呼吸的发生。

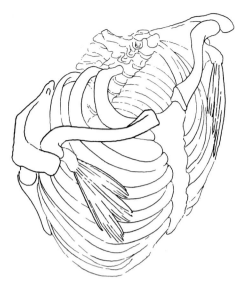

在上述问题得到肯定的回答之后，你可以尝试逐渐加大呼吸运动的幅度：进行补吸气量状态下的吸气，呼吸量为中等水平。尽力停顿一段时间，然后再呼气，以便通过对比来体验另一个方向上呼吸量最大的运动。

在躯干前部，你的左手覆盖在胸大肌上。但此时抬升上部肋骨的是位于胸大肌下方的胸小肌。

注意：要让右臂以及右肩处于完全放松的状态，以便让活动明确发生在肋部而不是肩部。

之后，换另一侧进行同样的练习。

你还可以进行一些有趣的尝试，例如让左右两侧同时运动，或者让胸骨柄两侧的肋骨同时运动，并感受胸廓上部是怎样打开的。

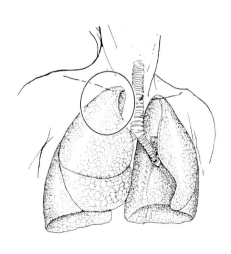

练习时，尤其在进行两侧同时运动的练习时，要注意保证躯干后部有足够的力量来抑制这些大幅度的呼吸运动，以防胸椎"闭合"来作为对上肋部打开的补偿，这会导致胸椎僵化。

在进行这一呼吸练习之前，可以先放松一下肩部，并拉伸一下胸肌（见第158页）。这一呼吸练习也可以在拉伸胸肌之前做，因为用上肋部呼吸可以为胸肌的放松做好准备。

这一呼吸练习也使肺尖得到了锻炼。此外，这一呼吸练习通常伴随着肌肉紧张度的提高。

>>> 在胸大肌的引导下打开胸前部来吸气

胸大肌是位于胸前浅层的扇形扁肌。
对于女性来说，胸大肌几乎完全位于乳房之下。

保持之前为活动胸小肌而采用的姿势站起来，但现在不必再转身使肩胛骨接触墙壁，而是让肩部位于肩胛骨之上的部分与墙壁接触。

为此，你需要让背部正对着墙（此时肩胛骨不再接触墙壁）。
做这项练习时，你同样可以采用平躺在地面上的方式进行。

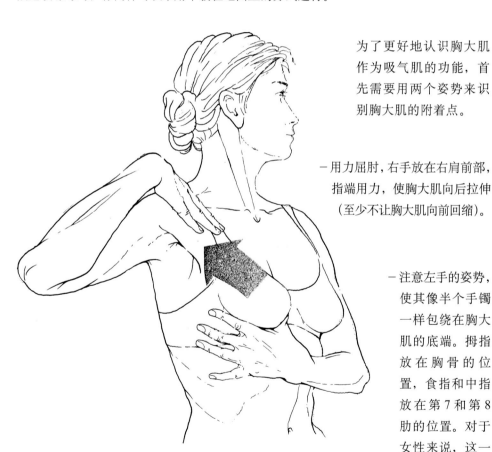

为了更好地认识胸大肌作为吸气肌的功能，首先需要用两个姿势来识别胸大肌的附着点。

－用力屈肘，右手放在右肩前部，指端用力，使胸大肌向后拉伸（至少不让胸大肌向前回缩）。

－注意左手的姿势，使其像半个手镯一样包绕在胸大肌的底端。拇指放在胸骨的位置，食指和中指放在第7和第8肋的位置。对于女性来说，这一手势会与乳房下缘的曲线吻合。

在确保后肋部与墙面持续接触的同时，注意观察此刻你是否可以让紧挨左手的肋部产生运动。

吸气时，这一部位的肋骨会抬升、间距增大吗？
呼气时，这一部位的肋骨会下降、间距减小，恢复到原来的状态吗？
通过对比来确定发生运动的部位。

你能感知这一部位运动幅度的大小吗？（这明显比感知胸小肌运动要简单得多，因为此处的肋骨活动性很强。）

注意保持躯干后部不离开墙面，防止肋骨的运动被背部的凹陷所替代。（如果是那样，就变成了背肌的运动，而不是胸肌的运动了。）

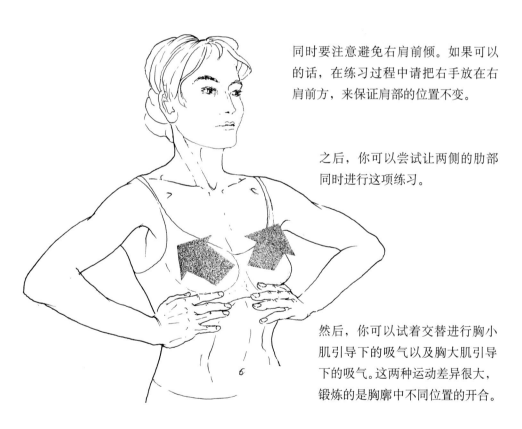

同时要注意避免右肩前倾。如果可以的话，在练习过程中请把右手放在右肩前方，来保证肩部的位置不变。

之后，你可以尝试让两侧的肋部同时进行这项练习。

然后，你可以试着交替进行胸小肌引导下的吸气以及胸大肌引导下的吸气。这两种运动差异很大，锻炼的是胸廓中不同位置的开合。

当把呼吸作为锻炼发声技巧前的练习时，胸大肌的活动对于锻炼肋部重新快速吸气的能力是很重要的。通过锻炼胸大肌来提高这种能力是比较容易做到的，因为这一部位的肋骨受到的限制很少且胸大肌的面积很大。

181

➤➤ 在前锯肌的引导下打开侧肋部来吸气

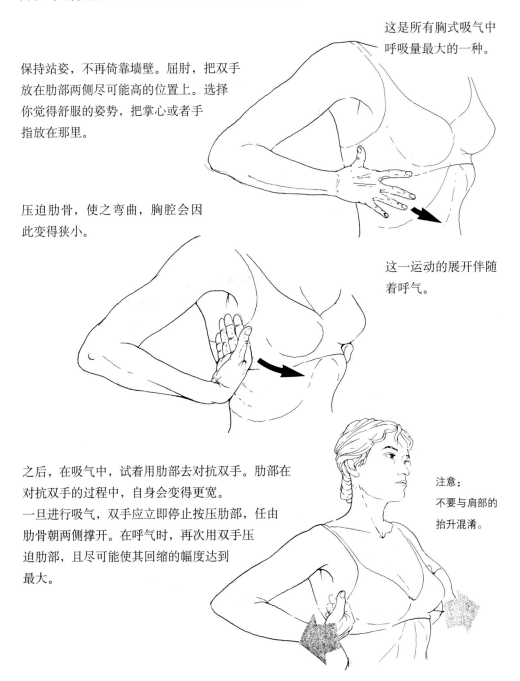

这是所有胸式吸气中呼吸量最大的一种。

保持站姿，不再倚靠墙壁。屈肘，把双手放在肋部两侧尽可能高的位置上。选择你觉得舒服的姿势，把掌心或者手指放在那里。

压迫肋骨，使之弯曲，胸腔会因此变得狭小。

这一运动的展开伴随着呼气。

之后，在吸气中，试着用肋部去对抗双手。肋部在对抗双手的过程中，自身会变得更宽。
一旦进行吸气，双手应立即停止按压肋部，任由肋骨朝两侧撑开。在呼气时，再次用双手压迫肋部，且尽可能使其回缩的幅度达到最大。

注意：
不要与肩部的抬升混淆。

现在你明白这样的吸气是如何做到运动幅度大、发生在身体两侧且几乎在躯干前部无明显表现的了吗？这种吸气的吸气量特别大。并且，这种吸气可以和胸肌引导下的吸气交替进行，后者主要（甚至专注于）促进躯干前部的呼吸运动。

182

≫≫ 在背肌的引导下挺直背部来吸气

在胸大肌的作用下，胸前部做一次深吸气（补吸气量大）（正如第180页所述），胸廓前部大幅度打开。

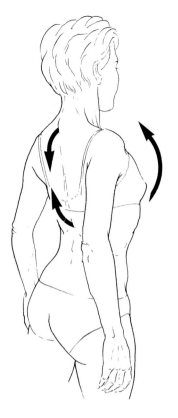

放松，呼气，然后重新进行一次吸气。
现在不再观察胸廓前部，而是感受胸廓后部。自然吸气，不去尝试做任何改变，感受胸廓后部是怎样闭合的以及胸廓前部打开的同时后部会不会产生褶皱。

肋间距缩小，胸椎得到伸展，胸椎棘突相互靠近。

这一运动可能是被动发生的：椎骨跟随胸廓运动，以适应其形状的改变。
这一运动也可以是主动进行的：背部向前挺引起了前肋部的打开。

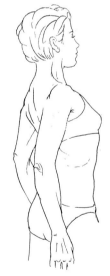

现在尝试这样使背部前凸，尤其是胸椎。（注意：不要以腰部向前弯曲或夹紧后肩部来代替这一动作。）

在胸廓后部，尽量让胸椎棘突最大限度地靠近，并感受这一运动是如何改变胸廓前部的肋骨的。在胸廓前部，你会发现此时肋部的打开方式和在胸大肌作用下肋部的打开方式类似，但在感觉上则完全不同：此刻，运动是在脊柱后部的肌肉作用下发生的，人体完全感受不到胸廓前部肌肉的收缩。

胸廓后部的闭合，无论是主动的还是被动的，初级练习者练习时通常都伴随着胸廓前部的呼吸。此时应根据情况作出适当的反应：如果倾向于保持运动的自发性，那就任由运动自然发生；如果倾向于在胸廓前部打开的同时胸廓后部以同样的幅度打开，那么就应避免胸廓前部的呼吸。

▶▶▶ 在肋提肌的引导下打开后肋部来吸气

以下吸气方式能够活动后肋部。这一部位很难被感知，因为它处于背部，而且人们通常认为呼吸是在前肋部进行的。

为了能够感知这一部位，需要采用让胸廓呈圆桶形（胸椎后凸）的姿势。比如说，坐下来，躯干向前弯曲，双脚可踏在一个支撑物上（见第200页）；或者侧躺下来，上半身向前蜷曲；或者如此处插图所示，采取跪坐姿势，上半身充分前倾（如果需要的话，可以跪坐在一张毯子上）。

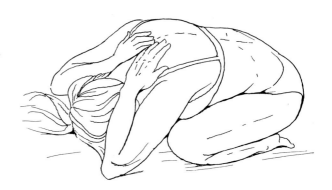

现在把注意力放在肩胛骨以下的后肋部。

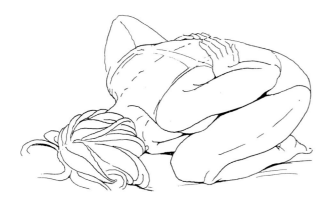

尽力通过活动这一部位来呼吸。在这一体位的影响下，吸气时肩胛骨以下的肋部会自然打开。保持这一姿态，然后进行一次潮气量状态下的呼吸。

想象你的肋骨被抬升至翻过来。感受呼气时肋骨是如何自我回归初始状态的。多重复几次潮气量状态下的这种呼吸。然后，吸气时尽力增大呼吸量，呼气时任由这一部位自行回归其初始状态。

活动上肋部
保持上述姿态，然后，一只手臂尽力向头顶方向伸开。

把另一只手放在之前伸开的那只手臂上。手臂向上伸展会让肩胛骨和上肋部向上移动。

现在试着吸气，仍旧是用胸廓后部，但是通过肋部上端来吸气。

肋部上端活动度很小。

这一部位甚至可能会僵化。

循序渐进地进行这一部位的练习。

之后可以通过改变呼吸量以及呼吸运动发生的位置，来逐渐加大整个后肋部呼吸以及运动的幅度。

当后肋部的活动性明显提高后，你可以试着在身体不向前弯曲的情况下（站姿、平躺、俯卧）再次感受肋部的活动性。

≫≫ 在上后锯肌的引导下用躯干后上部来吸气

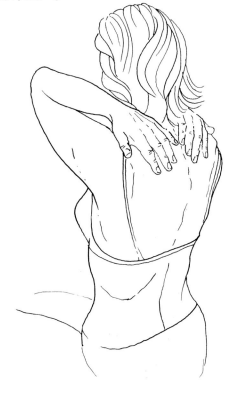

用双手碰触颈椎棘突。第 4 和第 5 颈椎的棘突非常短，第 7 颈椎的棘突非常长。现在把指尖放在第 6 颈椎、第 7 颈椎以及第 1 胸椎棘突的两边。

想象一下，此刻你指尖下的区域在收缩。得益于这一区域的收缩，吸气的同时你的后上肋部向上抬升。

此处参与呼吸运动的肌肉为上后锯肌。

此处进行的呼吸幅度很小。尽管如此，也要尽力实现这一呼吸，因为它对人体很有益，可以活动这一部位的椎骨和肋骨。

185

⋙ 在胸锁乳突肌的引导下用胸廓前上部来吸气

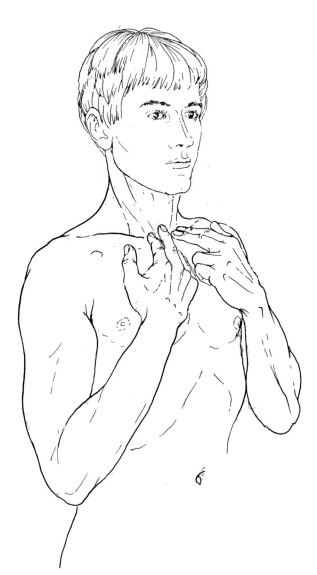

这一呼吸的活动位置最高，位于锁骨之上。

现在，双手触摸胸骨的顶端。这一位置有个小小的凹陷，被称为"胸骨上切迹"（基于其形状，有时也被称为"胸骨叉"）。

如果你（突然）抬起头，会摸到在此处有两条突出的肌腱——胸锁乳突肌的肌腱。

不要按压此处，而是轻轻地触摸。顺着肌腱向上走，可以找到胸锁乳突肌上端的附着点——耳门后下方的乳突和枕骨。

如果你先抬头然后让头部靠在地面上休息，一定能精确地感知到这一肌肉的附着。

双手放在胸锁乳突肌上，闭上嘴，尝试用鼻子进行呼吸，就像在品味一款香水一样，少量多次地吸气。这种呼吸方式会让胸骨顶端抬升。

这有点类似于在颈部进行呼吸。你是否能感受到胸锁乳突肌的收缩？是否能感受到两侧的收缩力度不一致？
多次重复这一练习。

之后，你可以尽量加大吸气量，达到补吸气量状态。但是，应避免长时间以这种方式呼吸，因为可能会引起颈部和肩部肌肉紧张。

>>> 在斜角肌的引导下用躯干上部两侧来吸气

双手再次触碰胸锁乳突肌。

手尽量放在颈部稍稍靠后的位置，也就是颈
椎横突处。在这一位置，透过肌肉，我们可
以感受到颈椎横突较为坚硬的触感。横突两
侧的肌肉就是斜角肌。

触摸时千万不要按压：在分辨
肌肉和骨骼时，指尖只需轻轻
地放在皮肤表面即可。

和之前的吸气一样，现在再次通过躯干上
部进行呼吸，但不要尝试抬升胸骨顶端。
回忆一下胸腔上部前两根肋骨的外廓（第 1 肋
位于锁骨下方），并尝试从两侧像拎水桶的把手一样抬升第 1 肋。
比起下肋部的运动，这一位置的运动受限程度较大，因为：
－ 肋骨短；
－ 肋软骨也短；
－ 这一位置的肋椎关节的活动方向主要为前后方向，而不是左右方向。

因此，如果你发现这一部位的运动幅度很小也不必惊讶。依旧进行躯干上部的呼吸，并
尽力通过十数次间断吸气来达到补吸气量状态。经过 4 ~ 5 次吸气后，你是否能够感受
到斜角肌的收缩？之后，用躯干内其他地方进行呼气并再进行几次常规呼吸，以防上部
肌肉过度紧张。

胸式呼气

为了更好地感受接下来将要介绍的呼气，先进行以下练习。

坐在椅子上或保持站姿，躯干处于竖直状态。之后，身体向前稍稍弯曲，任由躯干轻微地"下坠"，就像感到疲倦时身体自然作出的反应一样（保持向前平视）。

与此同时，肋部下沉，胸骨向后移动：胸廓闭合，处于呼气状态。

由此可见，自然的胸式呼气通常伴随着轻微的脊柱弯曲。这一运动是在重力作用下展开的。

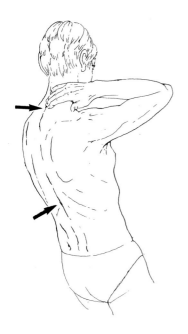

多次重复这种呼气方式。你能否感到自己呼气时处于哪种呼气量状态？这时，呼气量可以稍稍大于日常呼气量（尽力达到补呼气量状态）。

现在让我们了解一下脊柱哪些地方弯曲了：上肋部或颈部底端（第7颈椎、第1胸椎）、下肋部和腰部上端（第11胸椎、第12胸椎、第1腰椎）。

也就是脊柱胸段的两端：脊柱颈胸段和脊柱胸腰段。

这种呼吸方式与人体日常自然发生的一样，有利于找回呼吸运动的自发性，且这种呼吸方式与叹气样呼气密切相关。

≫ 用腹肌来使肋骨下沉

现在，再次进行上述运动，且尽力呼出更多的气体。这时需要让肋骨下沉的幅度更大。首先要活动胸骨末端，让胸廓稍稍变得扁平。此时发挥作用的是腹直肌。

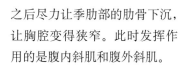

之后尽力让季肋部的肋骨下沉，让胸腔变得狭窄。此时发挥作用的是腹内斜肌和腹外斜肌。

在上两种情况中，你是否感受到肋骨的下沉伴随着脊柱胸腰段的弯曲？

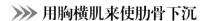

≫ 用胸横肌来使肋骨下沉

现在，一只手放在胸骨上半部分。尽力让这一部位的胸骨向后移动，而胸骨末端保持不动。此时发挥作用的是胸横肌。你是否感受到这一运动伴随着脊柱颈胸段的弯曲？

腹式呼气

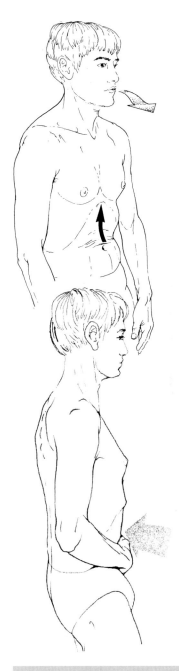

≫ 收缩上腹部来呼气

身体保持站姿，任由脊柱下沉。与此同时，尽力在让肋骨不下沉的情况下呼气，此时是你的腹部在运动。

你是否感觉到促使这种呼气发生的部位是上腹部？你是否感觉到腹上角以下的区域收缩了？

下肋部胸式呼气的活动部位几乎与之相同，然而进行的活动是不同的：此时你所做的不是闭合肋部，而是让腹部向上收缩。

以这种方式进行一次快速且高强度的呼气：气体就像在腹部运动下直接排出的一样。

这种呼气运动发生在躯干中部，很容易掌握。如前文所述，呼气的同时伴随着脊柱对应位置上的屈曲。同样，当你想要自然呼吸时，都可以采用这种呼气方式。在自然发声过程中，同样可以使用这种呼气方式让腹部和呼气之间迅速产生联系。

之后，在不弯曲脊柱的情况下再次进行这种呼气。尽量多地排出肺内的气体。一只手放在下腹部。在深呼气的过程中，如果运动集中在躯干中部，那么下腹部将静止不动。此外，这部分还可能会隆起（因为会受到上腹部产生的一部分压力），也许有一部分压力会影响到盆底。

这种呼吸运动模式有它的弊端，尤其是如果在补呼气量状态下总是以这种方式呼气时。这就是为什么从下往上运用腹肌来呼气也同样重要的原因。关于这一点，我们将在下一页谈及。

190

➤➤➤ 上升式腹式呼气

这种呼气方法，你需要从下往上依次收缩腹部。每次呼气，在收缩腹部某一位置时，都需要保持其位置以下腹部区域的收缩状态。

a. 盆底的收缩

从收缩肛门开始，以便感受盆底后部的活动。

之后，尽力收缩盆底的前部（这不是臀肌的收缩，也不是腹肌的收缩，而是盆底肌的收缩）。

b. 下腹部的收缩

这一区域位于腰部以下且很难收缩。

先收缩盆底部位，再收缩下腹部。补呼气量状态下，呼气初始阶段需要依次收缩这两个部位。

呼气时，可以在口腔内制造闭合阻碍来发出"fu fu fu……"或"si si si……"的声音，这样做可能有助于这项练习。

这一步可能需要耗费几天的时间来学习，掌握了这一步骤后再进行下一步练习。

c. 从下腹部开始收缩，直至腰部

注意：当收缩进行到腰部时，腹横肌的收缩将主导运动，且通常会引起盆底肌收缩无力。因为腹横肌的收缩会让腰腹部处于紧绷状态，从而给盆底带来向下的强大压力。

掌握这一步骤需要花费一定的时间。

掌握上面这3个步骤会耗费你很多时间，这是正常的。

同样，尝试在补呼气量状态下的呼气过程中进行这项练习（如果可能的话，请发出"fu fu fu……"或"si si si……"的声音）。

d. 继续向上收缩，直至上腹部

记住：不要忘记保持下腹部的收缩状态。腹横肌的收缩会影响其他肌肉的收缩，因此，需要更加注意维持下部肌肉的收缩，尤其是盆底肌。

这种活动方式尤其有益于强化下腹部的肌肉。但这一呼吸方式很少是自发的，因而在刚开始时通常需要连续学习，之后加强练习以便巩固。

不同呼吸量的练习

正如本书中一直所说的那样，每次呼吸的呼吸量都可能是不同的，其中的作用力会随着呼吸量的变化而变化。

可以通过改变呼吸量来组织各种呼吸。

接下来，首先介绍每种呼吸量的感知练习。这些练习可以在以下部位的呼吸过程中进行：胸廓上部、下部、前部、后部……讲解中会推荐其中某些练习，但这些练习并不是唯一可行的。

之后，我们将以几个不同呼吸量的组合为例来说明通过各种方式将不同呼吸量串联在一起是可行的，就像编一段乐谱或写一篇文章一样。

最后，我们将列举几个经典的例子。在这些例子中，在某种呼吸量状态下呼吸时，其中的作用力与我们一贯认为的可能完全不同。

体验潮气量

让身体以一个舒服的姿势躺下来，进入休息状态（这是体验潮气量的最佳姿势）。观察自己的呼吸，包括呼吸节奏、呼吸幅度（由于此刻肌肉活动性已经下降，所以人体对气体交换的需求不大）。现在，请感受你的呼吸是否引起了体内多处的活动、这些活动是否引起了身体外形上的变化、这些变化位于身体的哪些位置，以及每次呼吸时气体流通量是否都是一致的。

变换位置
你是否可以在身体一直保持潮气量状态的情况下，让呼吸运动集中发生在腹部、上肋部或者腰部四周？

潮气量状态下的吸气

在这一吸气过程中，感受刚开始时是怎样逐渐吸入空气的。吸气量的多少并不重要。

吸气肌（尤其是膈肌）的活动很轻柔，随时依照机体对氧气的需求来调节呼吸运动。

吸气肌在活动过程中会逐渐受到肺的弹性组织的阻力，这一阻力会逐渐增强，但是是适度的。

吸气后的呼吸停顿

这段呼吸中断的时间很短。此时，作用力依旧存在。对于潮气量来说，作用力的效果此时已发挥到极致，就快要放松了。这是一次短暂且活跃的呼吸停顿，与呼气后的呼吸停顿大不相同。

潮气量状态下的呼气

此时的作用力是处于变化之中的：起初，气体流通速度较快，之后速度会下降。这是因为肺的弹性组织在回缩的初始阶段比较有力，随着弹性组织的逐渐回缩，力量会越来越小。这段时间内，肺越来越放松，直至弹性组织处于休息状态。接下来，呼吸停顿就会开始，这两个阶段之间没有任何间断。

呼气后的呼吸停顿

观察潮气量状态下呼气后的呼吸停顿。气体流通中断了。你能否给予这一刻应有的时长，在身体有补充氧气的需求时抑制它，不要太快地进行吸气？

在这段时间内，你的身体有怎样的感受？身体和地面的接触点是怎样的？除了吸气肌以外的其他肌肉的紧张度如何？

你是否感觉这时吸气肌和其他肌肉都是处于放松状态的？

此时体验肌肉的放松状态是至关重要的。之后，你在日常生活中的许多时刻将重新找到这种感觉，比如短暂休息时。

值得注意的是，当身体处于紧张状态时，我们常常会缩短呼吸停顿的时间，而过早地重新开始吸气（见第 143 页"喘息"）。

体验补吸气量

与身体发力有关的补吸气量

进入补吸气量状态最简单的方法就是提高身体发力的速度和强度。

比如，在几分钟时间内持续以最快的速度跑步，或不断地跳舞，或快速骑车上坡等。这些运动的主要作用在于提高呼吸的频率。

运动后，也就是休息时，呼吸强度将得到提高——人体会自发地进行深呼吸。通常情况下，此时我们会张开嘴大口呼吸，以便使吸气量达到最大值（见第 65 页"当我们用口呼吸时"），如此我们便进入了补吸气量状态下的呼吸。

与身体发力无关的补吸气量

除了通过身体发力来达到补吸气量状态外，还可以通过其他方法来达到补吸气量状态，如强化吸气肌、扩大胸廓或让肋间肌变得更柔韧，等等。

然而，由于此时身体几乎不需要肌肉用力，所以很容易带来氧气过剩的问题。

需要时刻记住：补吸气量状态下吸气一两次之后，要进行几次潮气量状态下的呼吸，以免造成氧气过剩（可能引发眩晕或其他身体不适）。

分阶段进行补吸气量状态下的吸气以及呼吸停顿

先找到潮气量状态下的感觉。

在接下来的吸气中，吸入尽可能多的空气：努力坚持吸气，直至你觉得吸气量已经达到最大值。

这时，中断呼吸（进入呼吸停顿状态）。

在此基础上再次吸气。之后再次中断呼吸。再次进行吸气，然后呼气，尽力排出肺内所有气体，最后重新开始潮气量状态下的呼吸。这种分阶段吸气的方式能够有效增大补吸气量，并且可以避免氧气过剩的发生。

这种情况下的呼吸停顿，肌肉的状态是很活跃的，因为要维持肺部处于打开状态。

肋部的补吸气量状态

你能够通过依次打开胸廓的不同部位，在肋部尝试进行这种呼吸吗？

例如：打开胸廓前部（胸廓前上部和前下部）——打开胸廓两侧——打开胸廓后部（胸廓后下部和后上部）——放松地呼气，并让身体进行几次自发的呼吸。

腹部的补吸气量状态

尽可能多地呼出肺内的气体。再次吸气时，尽可能让腹部最大限度地隆起，以便加大吸气幅度（见第 167 页）。

补吸气量状态下的呼气

像之前一样进行一次深吸气。观察接下来的呼气：这很像一次大幅度的放松。呼气时应带有一定的速度，尤其是刚开始时。

如果之前的吸气幅度非常大，在接下来的自发性呼气中，请感受声门是怎样通过收缩来限制呼气速度的。

抑制补吸气量状态下的呼气

尽力在保持声门大幅度打开的情况下，最大限度地放慢补吸气量状态下呼气的速度。你是否找到了实现这一目的的两种主要方法？一种是在呼气过程中尽量加大肋间距（这可能会使腹部稍稍收缩），另一种方法是让腹部保持微微隆起的状态。不过，我们也可以同时使用这两种方法。

补吸气量回落时的呼吸停顿

再次进行之前的呼吸。在呼气过程中，骤然中断呼吸，但不关闭声门——保持口腔打开、声门打开的状态。体验此时的呼吸停顿中肌肉的紧张度是怎样的：这不是一次休息，与潮气量状态下的呼吸停顿不同。如果是在补吸气量状态下刚开始呼气时暂停的话，那么这一呼吸停顿是活跃的，甚至可以说是过于活跃的。

你可以感受到力量要么源于肋部，要么源于上腹部，而此时膈肌保持着收缩来抑制自身的上升趋势。

体验补呼气量

先在潮气量状态下进行一次呼吸。在呼气结束时稍稍停顿一下，然后尝试呼出更多的气体。感受一下你是怎样通过活动肋部或者腹部来做到这一点的。

通过咳嗽来达到补呼气量的最大值

如果你想体验补呼气量的极限，首先在补呼气量状态下彻底呼气，然后咳嗽 7 ~ 10次（注意：咳嗽的过程中不要重新吸气）。注意感受补呼气量能达到的极限（事实上，并没有明确的限值）。你咳嗽得越多，呼气肌的运动强度就越大。

肋部的补呼气量状态

你能否通过肋部的活动来进行这一呼气，正如第 189 页描述的那样？

尽可能减小肋软骨的间距，就像是为了闭合胸廓前部那样，或是让胸骨向耻骨方向移动，又或是让肋骨向腰部两侧移动。

腹部的补呼气量状态

你能否通过自下而上地收缩上腹部来进行这一呼气，正如第 191 页描述的那样？

分阶段进行补呼气量状态下的呼气

再次进行潮气量状态下的呼吸。

在接下来的呼气中，尽量呼出更多的气体。在这一呼气过程中，暂停一段时间（进入呼吸停顿）。

在此基础上再次呼气。然后再次暂停。如果可以的话，再次呼气，然后在吸气的同时放松。

这种分阶段的呼气方式能够有效提高补呼气量，突破我们之前对自己呼气极限的认知。

最后，呼气肌处于高强度收缩状态。注意关注盆底肌的紧张度，因为深呼气会对盆底造成压力。

补呼气量状态下的呼吸停顿

进行几次潮气量状态下的呼吸后，像之前一样，在补呼气量较大的情况下缓缓呼气。

在补呼气量回升的结束阶段保持几秒钟的呼吸停顿。你能否感觉到这段时间并不是一段放松时间，而是肌肉高强度活动的时间？无论是位于肋部、腹部还是盆底的呼气肌，你能否感受到它们的（静态）运动？

补呼气量状态下的吸气

再次进行吸气并保持较长时间的呼吸停顿。之后，仔细观察接下来的吸气。

为了能够再次吸气，所有之前发挥作用的呼气肌都得完全放松。

补呼气量状态下的吸气以及潮气量状态下吸气的延长

再次进行之前的练习。

当你再次吸气时，让吸气自然发生，直至明显感觉到需要主动吸气。

试着去辨别在哪一时刻你从被动再次吸气的阶段[1]跨越到通过吸气肌的活动[2]来再次吸气的阶段。

---

[1]紧接在补呼气量状态之后。这一阶段，在呼气过程中被压缩的肺重新恢复到原来的状态。
[2]可能是膈肌推动腹部，也可能是肋部在肋部吸气肌的作用下向上抬升。

呼吸运动的组合

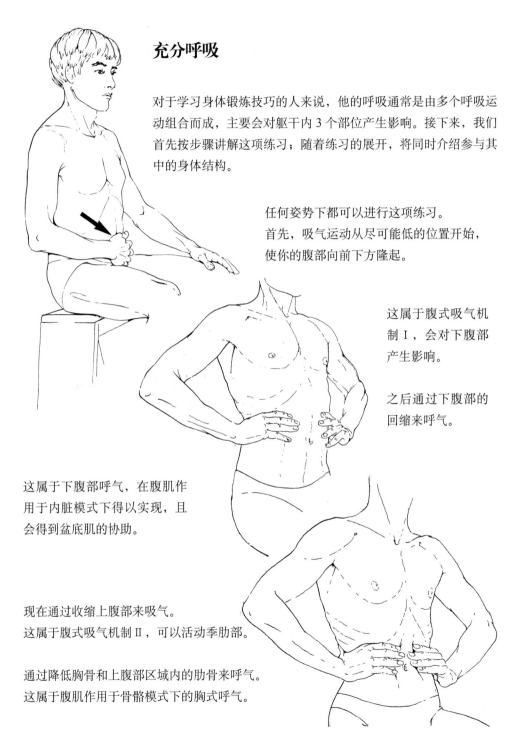

充分呼吸

对于学习身体锻炼技巧的人来说，他的呼吸通常是由多个呼吸运动组合而成，主要会对躯干内 3 个部位产生影响。接下来，我们首先按步骤讲解这项练习；随着练习的展开，将同时介绍参与其中的身体结构。

任何姿势下都可以进行这项练习。
首先，吸气运动从尽可能低的位置开始，使你的腹部向前下方隆起。

这属于腹式吸气机制 I，会对下腹部产生影响。

之后通过下腹部的回缩来呼气。

这属于下腹部呼气，在腹肌作用于内脏模式下得以实现，且会得到盆底肌的协助。

现在通过收缩上腹部来吸气。
这属于腹式吸气机制 II，可以活动季肋部。

通过降低胸骨和上腹部区域内的肋骨来呼气。
这属于腹肌作用于骨骼模式下的胸式呼气。

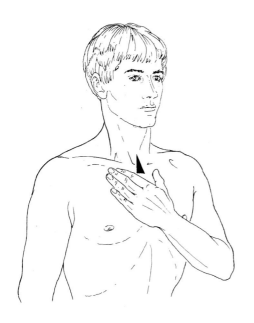

通过抬升胸廓上部的肋骨来尽可能深吸气。这属于在胸大肌和胸小肌作用下发生的胸式吸气。

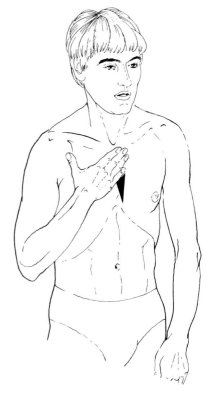

通过活动同一区域来呼气，降低胸骨上部以及锁骨下方的上肋部。

这属于在重力和胸横肌作用下发生的胸式呼气。在重力的作用下，肋部下沉；在胸横肌的作用下，胸廓前部闭合。

之后，在一次呼吸过程中，将这3个层面的活动串联在一起。

- 吸气时，首先令下腹部隆起，然后隆起上腹部并打开肋弓，继续吸气，同时抬升胸廓上部。

　由此，你就完成了一次补吸气量较大状态下的吸气。

- 呼气时，首先收缩下腹部，然后收缩上腹部，最后通过下沉胸骨上端来完成呼气。

这种深呼吸有利于活动整个躯干。需要说明的是，在涉及呼吸部位的问题上，许多人认为他们的确是在腹部呼吸，或者在上腹部呼吸。关于这一点的解释请参见第12页，此处不再赘述。

胸廓后部呼吸

以下是之前介绍过的几种呼吸方式组合起来的一个例子。这一练习由两个人合作展示，其中一个人（A）把双手放在另一个人（B）后背上的不同部位，以便为另一个人的呼吸运动提供精准的定位。背部的不同位置关联的是呼吸的不同区域、不同的参与呼吸的肌肉以及对应的呼吸机制。这样做的目的是识别双手放置部位的活动性以及胸廓后部呼吸，通过双手的接触、温度以及压力可找到相应的区域。

（这项练习也可以一个人进行。）

坐在凳子或椅子上，双脚放在小箱子或是矮凳上。
这样做是为了抬高膝盖以及让髋部可以充分屈曲，
使大腿贴近腹部。

身体向前倾，让腹部贴在大腿上。如果需要的
话，可以在腹部的下面放一个软枕，并如图所示，
调整脚下支撑物的高度以及双臂的姿势，使脊柱能
够充分向前弯曲且有所支撑。

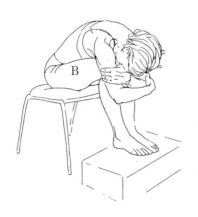
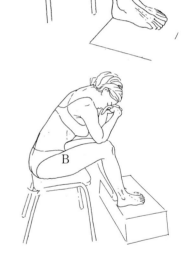

第 1 阶段
人物 A 把双手放在人物 B 腰背部下方，手指指向两侧髂嵴，也就是我们日常所说的"髋部"。
此处的胸廓后部呼吸属于腹式呼吸机制 I，此时的呼吸运动被引导向躯干后下方。

第 2 阶段
人物 A 把双手放在人物 B 腰背部。
这时的呼吸依旧属于腹式呼吸机制 I，此时的呼吸运动被引导向腰背部，更加接近腰椎
区域。

第 3 阶段

人物 A 把双手放在人物 B 腰背略高处，手掌覆盖住肋部底端的边缘。这时的呼吸属于后部腹式呼吸，但属于机制 II。

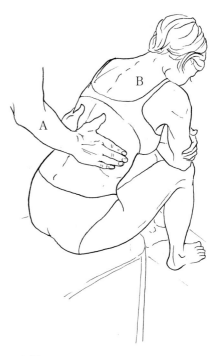

第 4 阶段

人物 A 把双手放在人物 B 肩胛骨下方的后肋部。这时的呼吸为后部胸式呼吸。

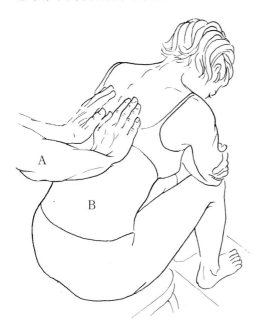

第 5 阶段

人物 A 把双手放在人物 B 后肋部，两肩胛骨之间。

这时的呼吸属于上部胸式呼吸。由于这一部位的肋骨活动性较差，此时呼吸运动的幅度必然很小。

第 6 阶段

人物 A 把双手放在人物 B 后肋部顶端，也就是肋部和颈部的交界处。

这时的呼吸为上后部胸式呼吸，是在后锯肌的作用下发生的。

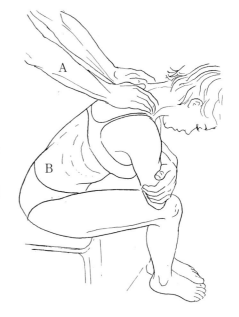

呼吸的同时维持补吸气量状态

尽量深吸气（补吸气量状态下）。

稍稍呼气。

然后立即重新吸气。

再次呼气（依旧不要完全呼气），从而进入潮气量状态下呼气的最终阶段，之后再次吸气。

在数十次的呼吸运动中持续进行这种呼吸循环。

你可以在呼气后暂停一会儿，但暂停时呼吸系统依旧处于补吸气量状态。

在这类呼吸练习中，你能否体会到吸气肌是怎样持续保持收缩的？人体会有选择性地不断加大吸气量来增加吸气肌的紧张度。

如果我们总是下意识地通过这种方式呼吸（当身体处于紧张状态时就是这种情况），那么吸气肌长时间收缩会导致肌肉僵化以及疲劳（见第 143 页"喘息"）。

"小狗式"呼吸

在过去几百年中，这种呼吸方式备受推崇，现多应用于无痛分娩的准备阶段。现在我们对这种呼吸方式进行练习和分析。

维持补吸气量状态的同时，依旧以上述方法来吸气。不同之处在于，我们要在此基础上增加一个细节——让呼吸发生在肋部的最顶端。这种呼吸主要是在斜角肌的作用下产生的（见第 187 页）。

微微呼气，然后尽快再次吸气。切忌让呼吸运动发生在肋部底端，更不要发生在腹部。

感受一下这种呼吸是如何调动躯干上部而躯干下部几乎不参与的。

人们提倡女性在分娩时采用这种呼吸方法，以避免膈肌收缩的影响，并能将膈肌收缩与子宫收缩区别开来。

对一名女性初级练习者来说，其难点在于：由于情绪紧张，上部呼吸（"小狗式"呼吸）经常会引起过度通气，这对分娩是不利的。

反向作用力式呼吸：被动吸气，主动呼气

在任何姿势下都可以进行这项练习。

首先进行一定程度的深呼气（在补呼气量状态下进行，呼气强度可稍微浮动）。

感受呼气肌的运动，可能是让肋部下沉，也可能是推动腹部向上移动。（呼气是主动发生的。）

之后，再次吸气，但吸气量应小一些，避免进入潮气量状态。然后尽快呼气，并保证呼气运动达到一定的幅度。

这时，吸气是被动发生的，而呼气是主动发生的（这与潮气量状态下的呼吸恰恰相反）。

持续用这种方式进行几次呼吸。

你是否想起在锻炼身体时，教练所说的"自然吸气，然后尽量慢地呼气"？

结　语

本书所介绍的内容可以看作解读呼吸动作以及实践呼吸运动的工具，适用于无论是职场生活还是日常生活中的多种情境。

学习本书的内容，可以帮助运动专业人士在执行身体动作时更好地进行呼吸配合，这既包括当二者同步时如何使呼吸有利于运动的进行（例如吸气时抬起双臂），也包括当呼吸动作看起来与肢体动作方向冲突时如何使二者在矛盾中协调（例如呼气时抬起双臂）。这将极大地丰富运动情形，让运动或更易于进行，或更多样化，或更加细腻。

那些练习类似身体放松技巧的人可以尝试改变呼吸的节奏和呼吸量来调节肌肉的紧张度。

对于在心理和身体技巧领域工作的人来说，通过学习本书的内容，可以更加清楚地了解情感和呼吸之间的联系，并使二者互相适应。

对于在运动过程中涉及两个腔体（胸腔和腹腔）活动——呼吸或呼吸停顿——的专业人士，通过学习本书的内容，可以使两个腔体压缩或放松得更加同步。

对于练习发声的人或声乐工作者来说，如果想让嗓音更完美，或只是简单地想保护嗓音，也可以通过采用本书提供的方法在发声和呼吸之间找到更好的平衡。